普通高等教育"十三五"规划教材
全国高等医药院校规划教材

配套实验与学习指导系列

医用机能学实验

杜 可 刘慧萍 黄小平 曾 辉 主编

U0252844

清华大学出版社
北京

内 容 简 介

本书由作者团队在总结多年教学经验的基础上,收集、归纳国内外最新研究资料,参考相关书籍,编撰而成。全书共九章,全面介绍了医用机能学实验的基础理论、实验设计原理与方法、实验动物伦理学、常用实验动物的基本操作技术,以及实验所需仪器、设备、虚拟平台等的使用方法。通过四十四个实例对生理学、病理生理学和药理学实验原理、方法、步骤等进行详细阐述。本书构建了一套较系统的医用机能学实验方法体系,主要适用于中医学、中西医临床医学、针灸推拿学、临床医学、口腔医学、医学影像学及其他相关医学类专业本科生、研究生实验课程,也可供护理学、康复学、中药学、药学、药物制剂等专业本科生、研究生参考,也可作为从事药物研发、毒理学、卫生学、环境科学等工作的科研人员的参考用书。

图书在版编目(CIP)数据

医用机能学实验 / 杜可等主编. — 北京:清华大学出版社,2021.6(2021.7重印)
普通高等教育"十三五"规划教材. 全国高等医药院校规划教材配套实验与学习指导系列
ISBN 978-7-302-56966-4

Ⅰ. ①医… Ⅱ. ①杜… Ⅲ. ①实验医学 - 医学院校 - 教材Ⅳ. ① R-33

中国版本图书馆 CIP 数据核字(2020)第 230469 号

责任编辑:罗　健
封面设计:常雪影
责任校对:王淑云
责任印制:丛怀宇

出版发行:清华大学出版社
　　　　　网　　　址:http://www.tup.com.cn, http://www.wqbook.com
　　　　　地　　　址:北京清华大学学研大厦A座　　　邮　　编:100084
　　　　　社 总 机:010-62770175　　　　　　　　　邮　　购:010-62786544
　　　　　投稿与读者服务:010-62776969,c-service@tup.tsinghua.edu.cn
　　　　　质量反馈:010-62772015,zhiliang@tup.tsinghua.edu.cn
印 装 者:三河市少明印务有限公司
经　　销:全国新华书店
开　　本:185mm×260mm　　　印　　张:12.75　　　字　　数:299千字
版　　次:2021年6月第1版　　　　　　　　　　　印　　次:2021年7月第2次印刷
定　　价:49.80元

产品编号:086861-01

编委会名单

主　审

何清湖

主　编

杜　可　　刘慧萍　　黄小平　　曾　辉

副主编

李云耀　　龚勇珍　　孙银辉　　王宏宝

编　委

（按姓氏笔画排序）

丁　煌　　王宏宝　　文菊华　　卢丽丽

刘慧萍　　孙银辉　　杜　可　　李　玲

李　涵　　李云耀　　肖　艺　　陈　丽

陈　沙　　莫　莉　　郭亦杰　　黄小平

黄姗姗　　龚勇珍　　彭求贤　　曾　辉

谢伶俐

前　言

　　响应党的号召，实施健康中国战略，推进医学教育改革与发展，医学院校应将培养合格的医药卫生人才作为首要工作目标。面对全球新冠肺炎疫情暴发，中国医疗卫生工作者在党和政府领导下，科学防疫，及时控制，有效应对，凸显了医疗人才对全面健康的保障作用，同时也提醒我们高素质医学人才培养的重要性和紧迫性。

　　医用机能学实验以实验动物或人体为对象，从医学角度探究机体的功能活动规律及其变化过程和机制。该课程作为医学院校本科阶段的专业基础课，通过理论与实践的结合，加深学生对生理学、病理生理学、药理学等相关医学课程知识的理解和掌握程度，培养学生严谨的科学态度和团队协作精神以及独立分析思考和解决问题的能力。

　　编者团队本着为国家培养优秀医学人才的初心，结合大学医用机能学实验的教学实际，收集、归纳了国内外相关研究资料和书籍，编撰了本教材。全书共九章，全面介绍了医用机能学实验的基础理论、实验原理与方法、实验动物伦理学、常用实验动物的基本操作技术，以及实验所需仪器、设备、虚拟平台等的使用方法，并对四十四项生理学、病理生理学和药理学实验的原理、方法、步骤等进行了详细阐述。本书的出版有助于填补部分医学院校相应教材的空缺，为医学人才培养提供重要载体。我们希望本教材的学习者掌握医用机能学实验的基本理论、技术和方法，并在今后医疗卫生工作中能学以致用，以更好地为人民健康服务。

　　本教材适用于中医学、中西医临床医学、针灸推拿学、临床医学、口腔医学、医学影像学以及其他相关医学类专业本科生、研究生实验课程教学，也可供护理学、康复学、中药学、药学、药物制剂等专业本科生、研究生使用，还可作为从事药物研发、毒理学、卫生学、环境科学等工作的科研人员的参考用书。由于医用机能学实验涉及学科多，技术发展快，书中疏漏和不当之处，恳请广大专家、同仁、读者批评指正！

杜　可

2021 年 3 月

目　录

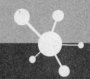

第一章 绪 论

第一节 医用机能学实验概述

一、医用机能学实验的性质及特点

医用机能学实验（medical functional experiments）是一门独立、系统的综合性实验课程。它主要从生理、病理等不同角度观察机体功能、形态及代谢变化规律，探索疾病病因、发病机制、药物作用规律，为疾病防治提供科学的理论基础和实验依据。

医用机能学实验具有较强的理论性和实践性，是基础医学实验课程体系的重要组成部分。此课程以生理学、病理生理学和药理学等相关学科知识为理论基础，以医学实验技术、科研方法和实验动物学为技术支撑。医用机能学实验既相对独立于理论课程，又与其"分而不离、紧密联系"，在实践中验证和应用理论。因此，医用机能学实验具有多学科交叉、知识系统性、验证性实验与探究性实验相融合等特点，是连接基础医学课程（如解剖学、组织胚胎学、生物化学）与临床医学课程（如诊断学、内科学）的重要桥梁。

二、医用机能学实验的内容及作用

（一）医用机能学实验的内容

1. 医学实验的基本知识与技能

（1）实验基本知识：包括实验室安全及相关防护知识，实验动物基本知识，机能实验学常用仪器设备，生物信号采集处理系统等。

（2）实验基本操作技能和方法：包括实验动物的基本操作，常用手术器械使用，人类疾病动物模型的复制，观察指标的采集等。

（3）科研方法与技术：包括科研基本知识、医学实验研究方法等。

2. 理论知识与实验技能的实际应用

观察正常和疾病状态下机体生理功能的变化，以及药物干预对机体功能调节的影响，并分析和探讨各种情况下机体功能的变化规律。

（二）医用机能学实验的作用

基于医用机能学实验的性质、特点及内容，该课程主要从以下四个方面培养医学生的实验综合素质和创新思维能力：

（1）通过课程学习与实践，培养学生尊重科学、实事求是、热爱生命、勇于探索、敢于担当的良好品德，以及刻苦钻研、坚持不懈、精益求精、团结协作的医学综合素质和科学研究的基本素养。

（2）通过实验操作使学生掌握基本的实验知识、技术、方法，掌握操作技能，尤其是操作重点和难点（动物麻醉、插管技术、给药注射、模型复制、标本制备等）。学生应熟悉实验流程和常用实验仪器的操作，能使用生物信号采集处理系统观察、记录实验现象及分析实验结果，能正确书写实验报告。本课程的教学目标是通过系统学习机能学实验，进一步强化学生的医学实验研究基本技能，为以后深入学习临床课程奠定坚实的基础。

（3）通过学习与实践本课程，引导学生认识人体及其他生物体的正常功能，观察机体在疾病状态下生理功能的变化，熟悉和掌握疾病模型；了解药物对机体功能和代谢的影响，探索药物作用基本规律及实验原理；培养学生观察、分析、解决问题的综合能力，掌握医学实验基本规律。

（4）通过综合性实验，以及探索性实验的学习与实践，引导学生进行创造性实践，激发学生对实验的兴趣，培养学生自主学习的能力，融会贯通多学科专业知识，逐步形成科学思维和创新意识，为将来临床实践与科学研究奠定良好的基础。

三、医用机能学实验的改革与发展

实验课程是高等医学教育的中心环节和医学人才培养的重要实践环节。医用机能学实验是医学实验内容中的重要部分，是一门独立的必修课程。国内多所高校先后在教学内容、教学方式和考核形式上进行了多次改革，逐步明确了医用机能学实验的发展方向。

（一）医用机能学实验内容的改革

改革初期，许多高校的生理学、药理学和病理生理学实验课程单独设立，实验内容存在重复设置、单调枯燥、资源浪费、与医学知识脱节等问题。针对实验教学中出现的问题，以及社会对复合型、创新性医学人才的需要，从20世纪80年代起，我国许多高校（如承德医学院）先后开设了机能学实验课程，并对其教学内容不断进行改革与探索，将相关实验课内容整合、精简，逐步形成综合、独立的医用机能学实验课程。

当今的医用机能学实验课程主要建立在生理学、病理生理学和药理学实验基础上，对这三门学科实验课程的核心内容进行有机整合、丰富与创新。除了经典验证性实验和综合性实验外，还增设实验设计、探索性实验、创新性实验等多个实验项目，实现了正常生物机能观察、病理模型制备、药物治疗的有机统一。

（二）医用机能学实验教学方式的改革

医用机能学实验不但在教学内容上不断丰富与创新，其教学方式也不断改进，由单一的传统讲授式教学转向多种现代化信息手段的综合应用。例如，开展了"虚实结合教学"（虚拟仿真实验结合真实动物实验教学）、"线上线下混合式教学"、翻转课堂（flipped classroom）、基于问题的学习（problom-based learning，PBL）、案例讨论式教学（case-based learning，CBL），以及开设在线医学实验课程（微课、慕课、虚拟实验）等。多种方式的应用促进了医用机能学实验课程的发展，既丰富了教学内容，又提高了教学效果。尤其是虚拟仿真实验和在线医学实验课程，借助计算机、多媒体和网络等方式使教学摆脱了实验动物、实验设备、试剂等条件的制约，一方面，增强了学生的学习兴趣，提高了他们的自主学习能力；另一方面，通过虚拟操作练习，学生可减少实验操作的盲目性，锻炼动手能力，进而增加真实实验的成功率，使实验教学在时间及空间上真正得到延伸。

（三）医用机能学实验考核形式的改革

实验考核是评价医学实验教学效果的一个重要环节。目前，机能学实验的教学考核方式不再是单一的操作考核，而趋向于多元化、灵活化。除了出勤考核、课堂实验操作考核外，还有虚拟实验操作考核、实验方案设计及实施考核（如综合性、设计性实验和创新性实验）、实验报告的考查、笔试答卷的考核等多种方式。实验教学的整个过程既需要过程性评价，也要有终结性评价，两者结合，共同丰富医用机能学实验形成性评价的内容和手段。考核形式的改革不但考查学生的动手操作能力，也考查学生对知识的理解程度和综合运用能力以及分析及解决问题的能力，同时考察学生的医学综合素质。

综上所述，医用机能学实验通过整合、创新实验教学内容，丰富教学方式，改革考核模式，更新与完善仪器设备，不断提高实验教学的质量和水平，促进了学生医学综合实践、创新能力及综合素质的提高，为医学优秀人才的培养奠定基础。

（四）医用机能学实验发展方向

今后，医用机能学实验发展的方向将以建立更加开放、共享、系统的医学机能实验教学平台为主，可纳入更多的医学优质资源与先进的技术。医用机能学实验的教学将在稳固学生医学基本知识和基本技能的基础上更加突出创新能力、探索能力及组织能力的培养，更加着眼于在信息化时代通过在线网络教育、虚实结合等多种方式，培养综合素质高、思维视野广阔、学习贯通能力强的高级医学人才。

第二节 医用机能学实验分类

一、医用机能学实验的基本类型

（1）根据实验研究的时间长短，医用机能学实验可以划分为急性动物实验和慢性动物实验。两种类型的含义、特点和应用范围如表 1-1 所示。

表1-1　医用机能学实验分类表

类型	含义	特点	应用
急性动物实验	在体实验（体内实验）：对实验动物进行饮食、生存环境、药物、手术等干预，观察实验动物局部或整体的形态结构、生理功能及代谢变化 离体实验（体外实验）：从动物体内取出需研究的细胞、组织、器官，置于人工环境中培养并开展实验研究	时间短：1～30d 方便 实验条件简单 易控制 便于直接观察和细致分析	它是机能学实验教学中常用的实验方法，常用于观察疾病发生、发展过程中某一阶段的研究，或者研究发病急、病程短的疾病。例如急性毒性实验、LD_{50}的测定、镇痛实验、血压实验等
慢性动物实验	以完整、清醒的实验动物为研究对象，在整个实验过程中，实验动物始终处于最适宜的生存环境，以便实验人员较长时间地观察和记录实验动物的生理功能变化	时间长：数月至数年 观察较系统、全面 需要在具备相应资质的实验动物饲养及操作场地内进行	常用于新药开发、科学研究，用于观察组织或器官正常情况下的功能及其在整体中的作用

（2）依据机体的结构与功能，医用机能学实验可分为心血管系统实验、呼吸系统实验、神经系统实验、泌尿系统实验、消化系统实验等。

（3）按实验项目类型，医用机能学实验可分为经典验证性实验、综合性实验、设计性实验、创新性实验、虚拟实验等。

二、医用机能学实验的研究层次

机体是由各个器官、系统相互联系、相互作用构成的复杂有机整体，而构成器官、系统的基本单位是细胞。细胞的理化和生物学特性决定了其所构成器官的生理功能。因此，医学机能学研究主要从整体水平、器官和系统水平、细胞和分子水平开展（表1-2）。

表1-2　医用机能学实验的研究层次

研究层次	内容	应用
整体水平	研究整个机体与环境的对立统一关系	从整体研究自然环境变化（如气温变化等）对机体功能活动产生的影响
	研究整个机体各系统间功能活动互相影响、互相协调的关系	从整体研究社会活动（如社交等）、精神状态（如抑郁、兴奋等）对机体器官、系统功能活动产生的影响
器官和系统水平	研究某个器官或系统的功能变化及其影响因素	从整体研究机体各器官、系统功能活动间相互影响、相互协调的关系 有时采用离体实验方法进行研究
细胞和分子水平	主要研究某器官的功能	可采用在体实验、离体实验、体外实验进行研究

三、医用机能学实验的学习方法

（1）确立实事求是、严谨认真的学习态度，重视医用机能学实验，培养学习兴趣。

（2）养成良好的学习、观察、思考习惯，坚持课前预习，在课堂上认真做实验，注重课后总结及拓展。

1）课前预习重点：预习的主要目的是了解实验目的和实验内容，熟悉实验整个流程及方法、步骤。通过观看实验操作相关视频，初步掌握操作中的重点、难点，理解重点步骤的意义，并掌握实验相关注意事项。根据实验内容，复习实验所涉及的学科理论知识，围绕即将进行的实验提出问题。此外，熟悉实验所用仪器设备的正确操作方法，确定小组人员分工及各自职责，以确保实验顺利进行。

2）课堂实践重点：实验动手操作及对实验现象的观察和实验结果的记录是课堂实践的重点。实验操作前须认真听老师对实验的讲解，尤其是对实验原理的解释，对实验操作重点、难点的详细讲解，以及实验相关知识的拓展。实验操作时应集中注意力，胆大心细，按照小组分工有序进行实验操作。注意操作的重点、难点，例如分离血管时少用刀剪，尽量采用钝性分离，以减少出血和创伤。同时，认真观察实验动物在生理、病理情况下出现的机体功能和代谢的变化，如血压、呼吸、心率以及精神状态、肌张力的变化等。及时记录生物机能实验系统所采集的信息和实验结果。针对实验中出现的意外现象，要积极思考，灵活运用所学知识及时解决问题，培养独立思考和解决问题的能力，并力争在课堂实践操作中解决预习中提出的问题。

3）课后总结与拓展重点：实验完成后，应认真整理实验记录，尤其是记录并保存好实验的全部原始数据、图像等。分析、讨论实验结果，按时书写实验报告。重视实验报告的书写，实验报告要求层次分明、结构完整、语句严谨、重点突出，文、图、表格并存。对于实验中观察到的现象，要联系所学理论知识，深入思考，探寻现象所反映的本质。针对发现的问题及结果，联系理论知识深入思考，提出独立见解，真正将知识融会贯通。注意：不能用理论推导的理想结果代替实验得到的具体结果，未经实验验证的内容不能写入结论。

（3）鼓励小组合作与交流。医用机能学实验既强调独立思考与积极实践，也重视团队分工合作与交流。不仅在实践操作中团结协作，更提倡在实验操作完成后总结与分享实验成功的经验，讨论分析实验操作失误的原因。鼓励学生从实际出发，以实验的具体结果为依据，实事求是，提出改进的建议和解决问题的方法，培养综合分析和归纳总结的能力，提高学习及实践的兴趣。

（4）鼓励以网络为基础的知识学习（慕课、微课、虚拟实验等）。采用观看操作视频、利用虚拟仿真实验平台演练、参与真实动物操作等方式进行医用机能学实验的自主学习，尤其是虚拟操作训练有助于提高动手能力，提高实验成功率。同时，督促学生广泛收集实验内容相关信息，将实验与临床联系起来，关注实验相关领域的新进展，与各学科知识交叉融合，深入思考，积极培养创新精神和探索精神。

（5）加强学生对医用机能学实验发展历史及相关文化的了解，鼓励学生积极参加医学技能大赛、机能实验设计大赛和实验动物技能大赛等专业技术比赛，以赛促学，培养学生求真务实的科学精神，同时也注重培养学生的人文精神，满足学生全面发展的需要。

第三节 医用机能学实验室安全守则

医用机能学实验室是进行医用机能学实验教学的重要场所，为更好地开展实验教学，保障实验室及人员安全，提高实验教学质量，进入医用机能学实验室的人员应自觉遵守以下规章制度，违规者将按相关规定予以警告和处罚。

（1）实验人员须认真学习实验室安全知识，了解实验室生物安全相关规定。严禁携带任何危险物品及宠物进入实验室，须服从实验室管理人员管理。

（2）实验人员进入实验室须穿工作服，戴手套、口罩及帽子。严禁在实验室内吸烟或饮食。实验人员须遵守实验室纪律，保持安静，严禁喧哗打闹。

（3）实验人员须保持实验室室内整洁，爱护实验室公共设施及仪器设备。若有损坏，要按照相关规定予以赔偿。违反实验室规定，情节严重者予以警告和处罚。

（4）实验开始前，操作者应检查仪器和设备运行是否正常。严格遵守操作规定，忌违规使用仪器。若仪器设备失灵，须及时向指导教师和实验室管理人员报告，及时予以维修。

（5）实验人员未经许可不得私自将实验仪器设备带出实验室，违规者按相关规定予以警告和处罚。

（6）实验人员须养成良好的学习习惯，按时出勤，认真听课和实践，不无故缺勤，不迟到或早退，实验中途不能擅自离开实验室或进行与实验无关的活动。若有特殊情况，须提前向实验教师报告。

（7）实验人员按要求领取和清点实验器材、耗材。实验结束后，认真清洗和清点器械，按要求归还。若有损坏或丢失，须向指导教师和实验室管理人员报告，按价赔偿。

（8）实验药品，尤其是具有腐蚀性的强酸类药品（如浓硫酸）、易燃性药品（如乙醇）等，由实验室专人负责保管。

（9）实验人员须按照要求戴手套领取实验药品，严格按实验步骤吸取药品并正确使用，严防滴漏，以免引起灼伤和失火。实验结束后，按要求将药品放到指定位置。

（10）实验人员在实验室内使用电器时谨防触电，不能用湿手、湿物接触电源。

（11）实验人员使用酒精灯进行加热操作时要注意安全。酒精灯必须用灯帽罩灭，防止发生意外；禁止直接使用一盏酒精灯点燃另一盏酒精灯，防止酒精溢出，引起燃烧。

（12）实验人员进行实验操作时须爱护实验动物，捉拿及操作时应注意防护，避免被动物咬伤或抓伤。若不慎被咬伤或抓伤，应及时报告指导教师，进行有效处理。

（13）实验人员须节约使用实验药品、动物标本等。实验结束后将实验动物尸体按要求放到指定位置，做好清点和登记工作，严禁乱扔或私自携带出实验室。

（14）实验人员必须严格按照事实记录实验结果和现象，确保实验记录绝对真实、准确，切忌弄虚作假。

（15）实验结束后，实验人员须关闭仪器设备电源，认真清洗实验器械及用具，整体清洁实验室桌面、台面、地面，按照要求消毒杀菌，按照要求归还仪器、药品、器械、动物标本。

（16）实验人员结束实验后须仔细洗手，按照要求整体清洁实验室，关闭门窗和水电，经指导教师或实验室管理人员检查后方可离开。

实验研究的基本过程主要包括立题，实验设计，实验开展（预实验和正式实验），实验资料的收集、记录，实验数据整理和统计分析，以及总结和论文撰写等部分。其中，实验设计是整个实验研究的核心，实验设计的原理与方法如图 2-1 所示。一个科学、完整的实验设计方案包括研究目标、科学问题等，用以指引研究方向，同时实验设计还应给出解决科学问题的实施方案，确保项目顺利进行。通过实验设计，能更好地培养医学生的实践能力、知识综合运用能力和创新意识。

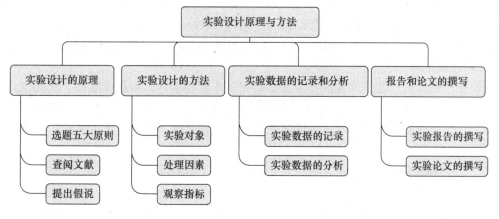

图 2-1 实验设计原理与方法思维导图

第一节 实验设计原理

实验设计前需要提出科学问题，把握研究方向，即进行实验立题。这是一个创造性思维的过程，需要查阅大量的文献资料，了解近年来已取得的相关成果和存在的问题，找出问题的关键之所在，提出要探索的新目标，确定设计的方向。

一、实验设计原则

选题过程需要遵循五大实验设计原则，即需要原则、创新原则、可行原则、科学原则和效能原则。

1. 需要原则

需要原则是指实用性原则，即选题必须符合我国经济建设和社会发展的需要。在充分了解本领域国内外研究现状和学术动态的基础上，根据医学事业的发展和医疗、教学、科研的需要去选题，可选择前人没有解决或没有完全解决的问题，重点解决医学基础理论和疾病预防、诊断、治疗与康复不同环节上的有关问题。

2. 创新原则

创新原则是指选题的先进性和新颖性，是研究的灵魂。一个具体的科研课题，应该有一个主攻的创新内容，包括前人没有过的新学说和新发明，或者在前人研究基础上继续深入探索，提出新的见解和理论。只有充分地了解与课题有关的历史、现状、问题和需要改进之处，才有可能提出创新性的见解、措施和计划。

3. 可行原则

可行原则是指选题实现的可行性。选题要结合实际情况，考虑有无实现研究目标的主客观条件，除了科研设计方案、技术路线和指标的观察要科学、可行外，还必须在人力、财力、物力等方面具备一定的条件，如人员、仪器、实验动物、试剂等。

4. 科学原则

科学原则是指选题的科学性。所立项目应有充分的科学依据，与已有的科学理论、规律和定律相符，反映客观规律，依据充分，经得起重复检验。医学研究大部分是基于临床实践经验，因此必须在保证选题方向的正确、合理和科学的基础上开展实验研究。

5. 效能原则

效能原则是指选题的效益性。为保证研究工作顺利进行，不造成浪费，从选题开始就应该注意经济上的合理性。在仪器设备的配置和实验设计上，应尽量避免或减少盲目性，应科学、合理地安排实验时间，尽量保证实验按计划完成，并且成果易于推广和普及。

二、查阅文献

不论是选题的确定还是实验方案的提出，都需要以查阅大量相关文献为前提。通过数据库可以查阅各个时期的书刊、杂志，这些数据库包括 Medline、NCBI、Toxline、SCOPUS、中国知网等。研究人员可先通过综述查找与追踪文献，利用检索工具书查找文献，也可利用计算机检索文献。查阅大量的文献不仅可以明确研究焦点问题的背景、相关研究方法，选择合适的动物模型，还可以排除不必要的重复研究。另外，基于对动物实验3R原则［减少（reduction）、替代（replacement）和优化（refinement）］的考虑，文献查阅也为替代动物实验的方法是否可行，以及引起动物疼痛的操作是否已经得到评估认可提供证据。

三、提出假说

假说是预先假定的答案或解释，即实验的预期结果。对于动物实验研究来说，假说是十分必要的。假说是实验研究设计的前提，如果没有假说，实验和观察就失去目标，假说与实验研究的目的、计划和预测相关。一个完整假说的提出需要经过以下 3 个阶段：①观察和记录所有的相关信息；②分析和归类这些信息；③在这些信息的基础上，发现问题，提出问题，进而明确研究目标，针对发现的问题提出假说，明确研究的意义。在实践中，判断哪些信息是相关信息是很困难的，医务人员必须借助计算机查阅大量的文献资料，通过综合分析才能做出正确的判断。

第二节　实验设计的方法

同样一个研究课题，可因研究设计方案的合理性不同，得出差异极为悬殊的结果。因此，通过科学的实验设计进行合理的安排至关重要。实验设计要以科学方法论为指导，按照优选法则加以编排，加速实验进程，缩短实验周期，降低经费支出，提高工作效率。实验设计的基本目的就是观察被试因素施加于受试对象而发生的反应，然后根据反应性质与大小判断它的作用或效果，实验设计主要包括三大基本要素，即实验对象（受试对象）、处理因素（被试因素）和观察指标（实验效应）。

一、实验对象

机能学实验对象（受试对象）包括人和动物。为了避免实验给人带来损害或痛苦，除了一些简单指标，如血压、脉搏、呼吸、尿量等实验可以在人体进行观察外，主要的实验对象是动物。选择合适的实验动物对实验的成功有重要的意义，选择的条件主要包括以下三个方面：

1. 根据实验内容选择实验动物

原则上选择接近于人类且经济的实验动物，一般常选择小鼠、大鼠、家兔。有些实验需用大动物完成，可选用犬、羊、猴。

2. 根据实验要求选择动物的品种和纯度

以纯种动物为佳，并且应是健康和营养状况良好的动物。

3. 根据实验要求选择动物的年龄、体重、性别

一般选择发育成熟的年幼动物，对性别要求不高的动物可雌雄混用，但分组时应雌雄搭配。与性别相关的实验，则只能用相应性别的动物。

二、处理因素

处理因素（被试因素）即对实验对象施加的某种外部干预。给实验动物以各种处理，包括接种细菌、注射毒素等，给予化学制剂或药物处理，或者进行创伤、烧伤等物理刺激等。处理实验对象的目的主要有两个：一是复制人类疾病的动物模型，观察其发病机制；二是进行实验治疗，观察药物或其他治疗手段的疗效。

1. 复制人类疾病的动物模型应遵循的原则

（1）相似性原则：复制的模型应尽可能近似于人类疾病。

（2）重复性原则：复制模型的方法要标准化，使疾病模型可以重复复制。

（3）实用性原则：复制的方法尽量做到经济、易行。

2. 疗效评估实验设计

观察药物或其他治疗手段疗效的设计可分为以下两类：

（1）单因素设计：单因素设计是指给予一种处理因素（如药物）并观察处理前后的变化。此类设计便于分析，但花费较大。

（2）多因素设计：多因素设计是指给予集中处理因素并同时观察，用析因分析法进行设计。此类设计能节省经费和时间。

3. 根据确定的实验对象和处理因素进行实验设计中的分组和样本数处理

分组五大基本原则为对照原则、盲法原则、随机原则、重复原则和均衡原则。

（1）对照原则：对照原则是实验设计应遵循的首要基本原则。通过遵循"齐同对比"原则，使实验误差得到相应的抵消或减少到可以认可的程度。实验应当设立实验组和对照组，对照组与实验组有同等重要的意义。根据实验目的的不同，对照可分为4种情况：①空白对照，也称正常对照，即对照组不加任何处理因素；②自身对照，即对照与实验均在同一受试动物身上进行；③相互对照，即组间对照，不专门设立对照组，而是几个实验组之间相互对照；④标准对照，不设立对照组，实验结果与标准值或正常值进行对比。

（2）盲法原则：为避免产生偏向，盲法原则可使受试者得出不受干扰的自然效果。在临床随机试验中，设立"空白"无治疗对照组，但不能排除某种"无效治疗"的暗示作用。因此在合理选择对照物安慰剂时，应当具备以下特点：对于无活性成分仅能起暗示作用的惰性物质，其外形、颜色、包装、质地、大小、味道、给药途径与局部作用等方面，都应与有活性药物相同；安慰、环境、措施、感觉等均能给患者产生类似安慰剂的作用，使患者对医生产生一如既往的信赖，增强治疗信心，以提高安慰剂的作用。

（3）随机原则：样本分组与受试顺序是随机决定的，实验对象分配至各实验组或对照组时，它们的机会是均等的。随机不等于随便和随意，它可有效降低系统误差；保证对实验结果有影响的未知与无法控制的因素以同等机会分配到实验组和对照组中去；保证组间的均衡性与齐同性，以减少抽样误差。随机的方法有很多，包括抽签法、随机数字表、掷币法、抓阄法等。

（4）重复原则：重复原则是保证科学研究结果可靠性的重要措施，通过达到足够的样本量，使样本均数逼真、标准差稳定。由于实验动物个体差异等原因，一次实验结果往往不够准确、可靠，需要多次重复实验方能获得可靠的结果。重复原则一方面可以估计抽样误差的大小，因为抽样误差的大小与重复次数成反比；另一方面可以保证实验的可重复性（即再现性）。实验需重复的次数（即实验样本的大小），对于动物实验而言（指实验动物的数量）取决于实验的性质、内容及实验资料的离散度。

（5）均衡原则：均衡原则就是在相互比较的各组间（实验组与对照组间、实验组与实验组间），除了要研究的处理因素外，其他因素要尽量一致。在动物实验中，往往要求各组间动物的数量、种系、性别、年龄、体重、毛色等尽量一致，实验仪器、药品、时间等其他方面也应一致，这样才能有效减少实验误差。若对一些影响较大的非处理因素不做到组间均衡，完全任其绝对随机，则可干扰实验结果及其分析，在样本数不大的实验中，这种干扰更为明显。解决的办法就是采用分层随机方法，其原则是先分层后随机，分层与划分区组是大同小异的，通过分层，使层内样本之间同质性更强。在分层基础上，再在层内随机抽样并进行样本分配，这样可使实验组与对照组之间的均衡性增强，从而使可比性进一步增大。

三、观察指标

设计一些好的观察指标（实验效应）是体现实验的先进性和创新性的重要环节。观察指标是反映实验对象处理前后发生生理或病理变化的标志。它包括计数指标（定性指标）和计量指标（定量指标）、主观指标和客观指标等。指标的选定需符合以下原则，即特异性原则、客观性原则、重现性原则和灵敏性原则等。

1. 特异性原则

特异性原则是指观察指标能特异地反映观察对象的本质，不会与其他现象混淆。如高血压中的血压（尤其是舒张压）可作为检测高血压病的特异指标；血气分析中的血氧分压和二氧化碳分压可作为呼吸衰竭的特异指标。

2. 客观性原则

实验最好选择能用仪器检测的客观指标，如心电图、脑电图、血气分析、生化检测等。仪器报告的定量数据不受主观因素影响，而主观指标（如肝、脾触诊）易受主观因素影响，造成较大误差。

3. 重现性原则

在相同条件下所测得的指标结果可以重现。重现性高的指标一般意味着偏性小、误差小，能较真实地反映实际情况。为提高重现性，需注意仪器的稳定性，减少操作的误差，控制动物机体的功能状态和实验环境条件。在注意到上述条件的情况下，重现性仍然很小，说明这个指标不稳定，不宜采用。

4. 灵敏性原则

灵敏性是指观察指标反映处理因素变化的灵敏程度。最好选用灵敏性高的指标，它由实验方法和仪器的灵敏度共同决定。如果灵敏性差，对已经发生的变化不能及时检测出，或往往得到假阴性结果，这种指标应该放弃。

第三节　实验数据的记录和分析

一、实验数据的记录

尽可能详细地记录实验数据，按照设计要求收集所有的实验数据并将所有的数据用于分析，不仅仅是动物实验的数据，还包括所用试剂、实验环境条件等原始数据。记录的数据应有较高的精确度和准确度，避免数据收集过程中出现任何过失误差，杜绝研究者根据个人意见对数据进行任何篡改和杜撰。同时，为了便于以后的识别、归类和分析，可编制用于记录原始实验数据的表格。实验数据的记录至少应包括以下内容：

1. 实验对象编号

便于日后核对原始记录。如果是患者，还应列出姓名和病案号等信息。

2. 分组

实验对象的分组应在实验开始前，根据实验设计模型，通过随机化处理而确定。常用的分组方法包括完全随机设计和随机区组设计。

（1）完全随机设计：所有动物（实验对象）必须是"同质"或者近似"同质"的，也就是说，所有动物的性别、体重及其他相关因素相差不大。通过随机数字表或用计算机产生随机数，将动物不加区分地随机分组。

（2）随机区组设计：针对动物体重或者其他相关因素相差比较大的情况，将整个实验对象分成若干个区组，各区组内相关因素相差应尽可能小，而各区组间的差异可以较大。区组内再通过完全随机设计进行分组，组间差异可通过方差分析将误差分离出来。

探索药物的药理作用或疾病发生的病理病机，分组时常分为空白组、模型组、阳性药物组、药物组等。

3. 观察指标

观察指标即观察变量，用以描述观察对象的一些基本特征，如性别、年龄、体重等，以此表达实验的效应，例如评价降压药物作用的血压记录、评价疗效的住院天数记录、评价肺功能的多项血气指标记录、心功能等级记录以及细菌培养是否阳性等。根据不同研究目的，观察指标可以少至一个，也可以多至上百个。

4. 记录时间

由于绝大多数实验研究都要经历一个较长的过程，因此，每个实验数据的获取时间有必要记录在案，一则可以反映实验的全过程和运行轨迹，再则可以为分析某些可疑的实验结果提供参考。原则上，每个实验数据都应有相应的时间记录。如果每个实验对象的所有观察指标可以在同一天内获得，记录纸上列出一列记录时间即可；如果不能在同一天内获得，需要间隔数天或更长时间，则应多列出一列或多列记录时间，或在数据后用括号注明记录时间。

5. 记录人和审核人

每页记录纸底部应留有记录人和审核人的签名处，不但记录人要对所记录实验数据的真实性和完整性负责，审核人还要对记录人的工作和行为负责。审核人应是记录人的业务主管，一般由项目负责人、项目监督人或指导教师等担任。

二、实验数据的分析

在分析实验数据之前，需要对实验数据进行分类，再选择正确的统计方法进行分析。实验数据分类的步骤如下：

（1）首先看反应变量是单变量还是多变量，多变量统计方法较复杂，可参考专业统计书籍。

（2）若是单变量，则再看单变量资料属于计量资料、计数资料和等级资料三类中的哪类。

（3）计量资料的统计分析方法基本可以分为两大类，即参数统计和非参数统计。若原始数据满足正态性分布和方差齐性要求，或将不满足正态性和方差齐性的原始数据通过数据转换的方法将其转为正态性分布，可用参数统计方法；若原始数据不满足正态性和方差齐性要求，则采用非参数统计方法。

（4）计数资料的多个样本率、构成比比较有显著性差异时，组间的比较用描述方法即可。

（5）等级资料分析可采用秩和检验说明两组或多组之间量方面的差异。在应用秩和检验公式时，一律用校正公式。

具体统计方法的正确选择可参考专业统计书籍。

第四节　报告和论文的撰写

医用机能学实验，无论是自行操作的项目还是示范教学项目，均要求学生写出自己的实验报告或实验论文，这一过程是将所获得的数据结果或临床积累的资料通过科学的思维、判断、推理，用文字、图表等再现出来的过程。论文写作要遵循科学性、创新性、实用性、条理性和规范化的基本原则。科学性是指论文资料翔实，富有科学依据；创新性是指有新的内容，可以是新发现，或得出新理论、新观点，也可以是新方法或技术；实用性是指通过该科研活动可以解决某些医学实践中存在的问题或为解决问题提供线索；条理性是指用客观的论据和符合逻辑的推理有层次、有顺序地论证和阐述问题；规范化不仅是指格式的规范，医学名词包括计量单位等也应该符合规范化要求。

一、实验报告的撰写

1. 实验报告的内容和项目要求

（1）一般情况：包括实验人员的姓名、年级、班次、组别，实验的日期，以及实验室内的温度和湿度。

（2）实验题目：每次实验的名称。

（3）实验目的：要求尽可能简洁明了。

（4）实验对象：若实验对象为动物，则要求写明实验动物的种系、性别、体重、名称。

2. 实验的方法和步骤

如实验指导上有详细介绍，只需简明、扼要、清晰、条框式写明主要实验方法、步骤的技术路线图。

3. 实验结果

实验结果应是实验过程中所观察的原始材料，不应该按主观想象或过后的回忆去描述，否则容易发生错误或遗漏，使结果失去可靠性。表达方法一般可用叙述法（对于不便用图形及表格显示的结果可用语言描述）、表格法（对于计量或计数性资料可以用列表的方式显示）、简图法（将实验结果用条形图、直方图、折线图或逻辑流程图等方式表示）、波形法（实验中描记的波形或曲线经过剪贴编辑，加上标注、说明）等。

4. 实验结果分析与讨论

实验结果的分析与讨论是实验报告中的核心部分。分析推理要有依据，实事求是，符合逻辑，提出自己的见解和认识，例如通过实验提出进一步开展研究的依据和必要性，而不是用现成的理论对实验结果做一般的解释，禁止盲目地抄袭书本或别人的实验报告。如果在实验中出现非预期结果，应分析其可能的原因。

5. 结论

实验结论是在分析实验结果的基础上得出概括性判断，或在理论层面进行简明总结。结论应简明扼要、切合实际，并与实验目的相呼应。

二、实验论文的撰写

实验论文的基本结构包括论文题目、署名、摘要、前言、材料、方法、结果、讨论、结论、参考文献（学生实验报告模板和范本见附表 1 和附表 2）。实验论文各部分基本要求如下：

1. 论文题目

实验论文题目应简短明了，能准确地概括论文内容。题目与内容相符，一般字数不宜过多，不超过 20 个字为宜。

2. 摘要和关键词

摘要和关键词是论文的缩影，是全文的概括和浓缩。医学论文的摘要大多采用结构式摘要，包括目的、方法、结果和结论四个要素。关键词是表示论文主题内容的规范名词或术语。可从论文题目或摘要中选取能代表论文主题内容的词或词组，将其作为关键词；这些词最好与正式出版的主题词表或词典提供的规范词一致。

3. 前言

前言或者引言是论文的开场白，应该简明扼要地交代本研究的背景和目的。研究的背景包括同一领域前人所做的工作、国内外的进展、已解决和尚待解决的问题等。

4. 材料与方法

简明清晰地列出实验所用的材料，包括实验对象的详细信息，实验动物应标明品种、性别、体重等；药物应标明厂家、批号等，试剂应标明纯度，仪器应标明型号等。临床资料汇总应写明病例来源、一般资料等。实验方法的描述应清晰明了，包括分组方法、处理因素的施加方法、观测指标的测量方法等，临床试验还需标明诊断标准、纳入标准、排除标准、观察终点等。这一部分还应该写明所采用的数据描述方法及统计学分析方法。

5. 结果

结果是论文的核心部分，是将实验所得的原始资料或数据经过分析、归纳和进行统计学处理后得出来的，而不是原始数据的罗列。实验数据可用统计图、表直观清晰地表达，但对图、表应有简短的文字叙述。

6. 讨论

讨论部分也是论文所要报道的中心内容，它可将研究结果从感性认识提高到理性认识。讨论是对所得结果进行补充说明或解释，对结果进行分析、探讨，对可能的原因和机制提出见解并阐明观点。讨论还可将结果与当前国内外研究结论进行比较，提出新的见解并做出评价。讨论中需要重点说明该项研究的创新性和先进性。在写作方面，问题要论证充分、层次分明；如讨论的问题较多，可按内容进行分解，列出小标题，每段围绕一个论点加以论证。

7. 结论

结论是对实验研究的最后总结，是对研究简明扼要的概括。结论要文字简练、观点明确。

8. 参考文献

参考文献部分列出撰写论文时引用的有关图书和期刊资料。引用参考文献时应按一定的顺序（文中出现的先后顺序或者被引作者名字的首字母顺序）在文后标注。参考文献是对前人成果及著作的认同与尊重，引用的参考文献应能代表相关课题目前的研究水平及现状，所引内容与论文研究内容应紧密贴合。此外，对参考文献的录入格式，也有一定的要求和规范。

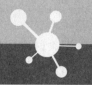

第三章　实验动物伦理学

随着社会经济和科学技术的发展，"保护自然、善待生命"已经成为人类的共识，动物保护和福利伦理问题也逐渐被人类重视。实验动物作为一类为人类做出特殊贡献的动物群体，从人文与道德的角度，理应受到人类的关爱，其基本的福利必须得到保障。在实验过程中，实验研究人员应认真、严肃、科学地对待生命，为实验动物提供健康的生存环境，避免对动物造成不必要的伤害并将动物的痛苦降到最低，这是动物伦理学的基本要求。本章从实验动物伦理学的起源、发展、定义和3R原则以及实验动物管理和使用委员会（Institutional Animal Care and Use Committee，IACUC）三个层面对实验动物伦理学进行阐述（图 3-1）。

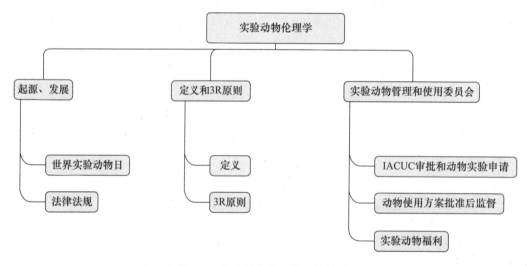

图 3-1　实验动物伦理学思维导图

第一节　实验动物伦理学的起源、发展

动物保护协会认为，人和动物都是生命，人类不能把自己的生命凌驾于动物之上。反对使用动物进行不必要的实验，尤其反对所有给动物带来不必要痛苦的实验。为了保护实验动物，英国反活体解剖协会（The National Anti-Vivisection Society，NAVS）发起了"世界实验动物日"活动，即确定每年的 4 月 24 日为实验动物保护日，其前后一周则被称为"实验动物周"。此项活动旨在倡导科学、人道地开展动物实验，严格遵守 3R 原则，恪守实验动物伦理底线，并通过积极宣传使用动物实验的替代方法，达到最终完全取消动物实验的目的。

近年来，为动物福利立法已经成为国际社会的共识。各国不仅对动物保护、动物福利等原则性理念进行了立法，还颁布了各种细化的专项法律，如《野生动物保护法》《动物园动物保护法》《实验动物保护法》等。到目前为止，世界上大概有 100 多个国家和地区制定了比较完善的动物福利法规。在解决动物福利和伦理问题的过程中，逐渐形成并完善了实验动物福利与伦理原则。我国动物福利的立法虽有一定的发展，但较为滞后。1988 年颁布的《实验动物管理条例》是我国第一部实验动物管理法规。该法规对实验动物的饲育管理、检疫和传染病控制以及实验动物应用等各方面均做出了明确的规定，并要求从事实验动物的工作人员"对实验动物必须爱护，不得戏弄或虐待"。2002 年 4 月，在北京召开的主题为"我国生命科学研究中的伦理问题"的会议上，专家们讨论了生命科学研究中的伦理和法律问题。2006 年 9 月，科技部颁布了《关于善待实验动物的指导性意见》，要求在饲养管理和使用实验动物中采取有效措施，避免实验动物遭受不必要的伤害、饥渴、不适和疼痛，这是我国第一次对实验动物的福利实现做出明确规定。2018 年 2 月，国家质量监督检验检疫总局和国家标准化管理委员会发布了 GB/T 35892—2018《实验动物　福利伦理审查指南》，对实验动物福利伦理审查做了进一步的说明。该标准于 2018 年 9 月 1 日起实施，是我国出台的第一部实验动物福利的推荐性国家标准。

第二节　实验动物伦理学定义和 3R 原则

一、实验动物伦理学及实施原则

实验动物伦理学是在实验动物伦理的基础上发展起来的一门学科，它探讨了人类应该如何对待、认识、使用和保护实验动物，如何看待人与实验动物的关系，如何在最低伤害前提下最少量地科学合理使用动物等一系列问题。该伦理的总原则是"尊重生命，科学、合理、仁道地使用动物"。

（一）尊重动物生命的原则，辩证地看待动物实验

生命是平等的，不能因为一己私利而将实验动物的生命置之度外，应时刻保持恻隐之心，充分考虑动物的权益，善待动物，防止或减少动物的应激、痛苦、伤害和死亡。制止针对动物的残忍行为，采取人道主义措施处理死亡动物。同时，也要反对极端动物权利保护主义，在保护人类生命健康的大前提下，承认实验动物对于医学发展的重要作用，遵循我国动物法规分类、分级实施动物实验。

（二）保证人员安全的原则

进行动物实验时，应当设立动物实验室准入制度，参与动物实验的人员应接受实验动物相关设施准入资格培训，在了解动物实验室设施和实验动物自然习性的前提下进行实

验，保证实验人员的安全。

（三）遵守人类道德标准的原则

实验动物也是生命，应在尊重生命的前提下，恪守人类道德标准和实验伦理。近年来，"基因编辑"事件热度不减，医学工作者道德伦理日益受到公众关注。道德底线是为人的基本，恪守人类道德标准，才能在对待生命的问题上有的放矢。在教学活动过程中，应加强动物伦理教育，树立正确向上的德育观。

（四）必要性原则

动物实验应当以当代社会公认的道德伦理价值观为基准，兼顾动物和人类利益，两者的天平不能有失衡。实验项目需通过伦理学审查，实验动物所需数量应在必要性的原则下最少化，不要伤害过多动物，也不要突发奇想地进行一些实验项目，各类实验动物的饲养和处置应有必要的理由，遵循 3R 原则。

二、实验动物 3R 原则

3R 原则是"尊重生命，科学、合理、仁道地使用动物"的具体体现，分别表示替换（replacement）、减少（reduction）和优化（refinement）。3R 原则由英国动物学家罗素（Russell）和微生物学家伯奇（Burch）在 1959 年出版的《人道主义实验技术原理》（The principles of Humane Experimental Technique）一书中提出的。具体包括如下内容：

（一）替换

替换原则是指改变使用实验动物的方法，即用无生命的方式（如计算机系统）模拟实验动物体内变化，或者用进化程度低等的脊椎动物取代高等脊椎动物的方式。例如，一些基本实验教学操作可以在虚拟仿真系统平台或教学模具上进行，这既使教学对象形象、生动，又节约了实验动物。利用教学软件的重复性、可视化和经济性优点，在线观看教学视频操作，引导学生养成正规的操作习惯，一定程度上可避免学生实际操作的随意性。

（二）减少

在目前的科研实验当中，因实验具有不可预知性的特点，实验动物仍然具有较强的不可替代性。减少原则要求在教学科研活动中，用较少量的动物来获取相似的实验结论。对于教学实验室而言，可以充分考虑各科教学实验特点，将所需的实验动物进行统一划分，对于同样实验动物的不同部位，应在各科教学内容的变化取材后予以不同处置，以节约实验动物的使用量。在实际教学过程中，可以考虑将关联性较强的实验项目合并，减少实验动物数量。例如，烟毒实验和抗惊厥实验合并为一次实验，先做烟毒实验，再做抗惊厥实验。将烟毒实验结束后的生理盐水组小鼠作为抗惊厥实验的模型组，一般为 2 只 / 组，按照每年 400 组实验计算，则每年可以少用 800 只实验小鼠。在科研活动中，应充分优化设计实验方案，可减少部分实验动物的使用数量。当然，对于一些需要大样本数量的实验，还是要保证实验结果，不能减少实验动物数量。

（三）优化

优化原则是指通过改进和完善实验程序，减轻或减少给动物造成的疼痛和伤害，提高动物福利。实验动物的疼痛和不安可由实验或非实验因素引起，有些可通过设计良好的实验方案得以解决。通过优化教学、科研实验设计，缩短实验动物承受麻醉和疼痛的时间，提高实验效果。若麻醉效果不理想时，提醒学生追加药物或进行局部浸润麻醉，以减轻动物的痛苦。在实验过程中，注意动物之间的间距，减少外界环境刺激，避免引起实验动物的恐慌。在动物实验课结束后，实验动物如能用于其他实验项目，需及时对其进行包扎、缝合、止痛、抗感染等操作。如无法再利用的实验动物应尽快进行安乐死，使动物在无痛苦的状态下迅速失去意识，直至死亡。面对死亡的实验动物，应默哀悼念，"落其实者思其树，饮其流者怀其源"，在潜移默化中，培养学生敬畏生命的价值观，为学生在今后的医疗工作中关心和尊重患者打下基础。

第三节 实验动物管理和使用委员会

在与实验动物管理相关的文件中，对于实验动物生产、使用、运输过程和动物处死等过程均有翔实的规定，总的原则是关爱实验动物，不虐待实验动物，维护实验动物福利。开展实验动物教学或科研工作的单位应当设立实验动物管理和使用委员会，一般由管理人员、科学家代表、实验动物专业人员和外单位人士共同组成。依据 IACUC 章程，教学、科研动物实验需经过 IACUC 批准后才可以开展，并接受机构的监督审查。申报项目或者发表研究成果时，依据管理规定应提交供核验的相关动物实验伦理审查文件。

一、IACUC 审批和动物实验申请

IACUC 要求在饲养管理和使用实验动物过程中要采取有效措施，善待动物，使实验动物免遭不必要的伤害；保证动物能够实现自然行为，提供充足的、保证健康的食物和饮水，为其提供清洁、舒适的生活环境等。在实验动物应用过程中，遵循 3R 原则，平衡实验动物福利和动物实验实施之间的关系，科学、合理、人道地使用动物。

（一）动物实验申请和 IACUC 审批程序

（1）研究负责人向 IACUC 提出申请，递交相关表格。

（2）初审（一般为 3 个工作日）材料不齐全者，研究人员需在规定时间内（一般为 5 个工作日）提交补充材料。

（3）IACUC 指定人员将初审表格递交各委员进行审查，并在会议上投票决定是否同意。

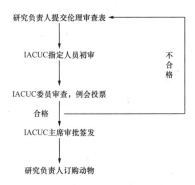

图 3-2　IACUC 审批程序流程

（4）合格申请可由 IACUC 主席指定人员审批签发申请，指定人员只能签发常规项目，只能签发同意审批件。有争议项目需进入例会讨论，必要时可申请顾问团审议，审议完成后由主席或指定人员签发，在指定工作日（一般为 3 个工作日）送达。审批表一般一式 3 份。申请者、IACUC 及机构负责人各保留 1 份。简明流程图如图 3-2 所示。伦理审查表模板见附表 3。

（二）方案审批常规要点

以 IACUC 发布的《实验动物饲养管理和使用指南》为例，方案审批包括以下相关要点：

（1）申请使用动物的理由和目的。

（2）清晰描述动物使用的程序，使之能很容易被所有 IACUC 成员理解。

（3）简明阐述申请动物种类和数量的理由，应尽量用统计学方法计算申请的动物数量。

（4）实验项目非必要不重复。禁止不标准的饲养和喂养要求。

（5）所申请的操作对动物福利的影响。

（6）适当的镇静、镇痛和麻醉措施。

（7）外科手术及术后护理和观察。

（8）对预期或选择实验终点的描述和理由。动物安乐死或处置的方法。

（9）实验人员应接受充分的培训，具备相关经验，了解自己在动物实验中所扮演的角色和职责。

（10）危险品的使用以及工作环境是否达标、安全。

（三）IACUC 审批时的特殊考虑

某些动物使用方案中的一些操作或步骤会导致动物产生无法减轻的疼痛、不适，或引起其他动物福利相关问题，这是 IACUC 审核时需要特殊考虑的。实验动物伦理学要求在开展动物实验时应秉承 3R 原则，尽可能地降低和最小化实验动物伤害和数量。

1. 实验和仁慈终点

实验终点发生在达到科学目的后。仁慈终点是指实验中动物的疼痛或不适得到阻止、终止或缓解。进行某些伤害较大的动物实验时，应用仁慈终点代替实验终点。

2. 非预期的结果

科学研究的根本是探索和创新。当科研探索中有可能出现对动物福利有影响的意料之外的结果时，需要对动物进行更为频繁的监护。

3. 动物固定

动物固定是指用手工或器械部分或全部限制动物的正常活动，以达到检查、采集样本、施用药物、治疗或实验操作等目的。在大多数科研实验中，动物固定持续的时间并不长，通常只有数分钟。

4. 多项活体外科手术操作

实验中的手术可以分为大型、小型手术。某一手术属于大型手术还是小型手术应由兽医师和 IACUC 根据具体操作情况评估。在单个动物体上实施多项外科手术时，必须评定外科手术对动物福利的影响。

5. 饮食和饮水的限制

在开展某些需要控制动物饮食和饮水量的实验时，应使用尽可能少的限制达到科学研究的目的，同时保证动物福利。

6. 非医用级别化学药品和物质的使用

医用级别化学药品和物质的使用能避免实验过程中毒素的引入和其他不良反应的产生。在所有动物实验中，尽量使用医用级别的化学物质，如需使用非医用级别的化学药品和物质，需在动物使用方案中解释理由，并经 IACUC 批准。

二、动物使用方案批准后的监督

IACUC 对动物实验的持续监督确保了动物福利，也有利于优化实验操作。方案批准后的监督包括持续的动物使用方案评审，实验室检查，兽医人员或 IACUC 对某些操作进行选择性观察，动物饲养管理员、兽医人员和 IACUC 成员对动物的观察，外部管理部门的检查和评估等。IACUC、兽医人员、饲养管理人员及符合规定的监督人员均可开展方案批准后的监督。

三、实验动物福利

动物福利（animal welfare）最初是由休斯于 1976 年提出的，是指农场中饲养的动物与其环境协调一致的精神和生理完全健康的状态。实验动物福利（laboratory animal welfare）是指人类保障实验动物健康和快乐生存的权利并为其提供的相应外部条件的总和。实验动物福利的保证应在政策制定、实验实施和动物善后处理等方面进行考量。国际上公认的动物福利有五项基本权利或五大原则。

（一）动物福利的五项基本权利

动物福利具有五项基本权利：①生理福利方面享有不受饥渴的权利；②环境福利方面享有生活舒适的权利；③卫生福利方面享有不受痛苦、伤害和疾病的权利；④心理福利方面享有生活无恐惧和悲伤感的权利；⑤行为福利方面应保证动物表达天性的权利。

（二）实验动物福利的内涵

实验动物是人类为满足科学研究的需要而专门培育的一类动物。它们是具有生命的研究材料、实验对象。实验动物福利遵循 3H 宗旨，即健康（healthy）、快乐（happy）、有益

（helpful）。它概括了实验动物福利从内容到意义的全面含义。3H 宗旨是指导实验动物福利研究与实现的根本准则，正如 3R 原则指导着动物实验的开展。实验动物福利保障了实验动物拥有"干净的"背景，满足了人类无止境进行科学探索的需求。如果单纯从动物福利的角度出发，很容易把实验动物福利看作人类对实验动物单向的"关怀"。因此，在实验动物福利的五项基本原则之上，必须增加"有益于科学研究"这一要求，即生理健康、心理快乐、有益于科学，这才是实验动物福利的完整内涵。

第一节 常用实验动物的基本知识

医用机能学实验以动物实验为主，采用何种动物是决定实验成功与否的一个重要因素。一般应针对实验目的，根据各种实验动物的生物学特性及复制动物疾病模型的经验选择实验动物。要考虑疾病模型是否能复制成功，成功率如何，采用的方法和观察的指标是否简单易行，实验结果的稳定程度是否一致，实验动物是否便于管理等。在教学上，只有综合对这些情况进行考虑、比较以后，才能确定采用何种动物能达到教学效果，并满足实验的目的和要求。

所以，了解动物的生物学特性具有极重要的意义。目前，用于生物医学研究的实验动物种类很多。随着生命科学的发展、生物技术水平的提高，以及野生动物资源被大量开发和实验动物化，新的实验动物品种也被不断培育出来。

一、实验动物健康状态的判断标准

在选用实验动物时，除了尽可能选择生理结构、功能和代谢特点接近于人类的动物外，还要注意观察动物在进行实验前的机体状态变化，如是否存在饥饿、睡眠不足、发情、怀孕、患有疾病等情况，性别和年龄差异也需要考虑。另外，实验室工作环境中光线、温度、湿度等诸多条件的变化，均会直接影响动物在接受特定病原刺激后对预期疾病表达的稳定性。实验动物的健康状态是实验成功的基本要素之一。判定实验动物健康状况的外部特征包括以下几个方面：

1. 一般情况

发育良好，眼睛有神；爱活动，反应灵活，运动自如；食欲良好。

2. 头部状态

眼球结膜无充血，瞳孔清晰；眼、鼻、瞳孔处无分泌物；无鼻翼翕动、打喷嚏、抓耳挠腮等情况。

3. 皮毛颜色

皮毛清洁、柔软、有光泽，无脱毛，无蓬乱现象；皮肤无真菌感染表现。

4. 腹部呼吸

腹部呼吸均匀，无膨大、隆起现象。

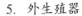

5. 外生殖器

外生殖器无损伤、无脓痂、无异味黏性分泌物。

6. 爪趾特征

爪趾无咬伤、无溃疡、无脓痂等。

二、常用实验动物简介

医用机能学实验常用的动物包括兔形目的家兔，哺乳纲啮齿目的小鼠、大鼠、豚鼠等，哺乳纲食肉目的猫、犬，哺乳纲有蹄目的猪，哺乳纲灵长目的猴，两栖纲的蟾蜍、牛蛙等，其中最常用和用量最大的是小鼠、大鼠、豚鼠，其次是兔、犬、猫等。虽然非人灵长类动物在生物进化及解剖结构等方面都与人十分接近，是医学研究领域中理想的实验动物，但是由于其数量有限、繁殖较慢、价格昂贵、饲养管理费用高，所以在使用中受到一定的限制。现将机能学上常用的实验动物简介如下：

（一）家兔

家兔品种很多，目前我国实验用的家兔主要有以下三种：①中国本兔（白家兔），是我国长期培育的一种品种。特点是毛色多为纯白，红眼睛，成年兔体重 1.5~3.5kg。②青紫蓝兔（金基拉兔），特点是毛色银灰色，成年兔体重 2.5~3.5kg。③大耳白兔（日本大耳白兔），特点是毛色纯白，红眼睛，两耳长大，血管清晰，适于注射和采血，成年兔体重 4~6kg。

家兔能用于复制许多病理过程和疾病，如水肿、炎症、电解质紊乱、酸碱平衡紊乱、失血性休克、弥散性血管内凝血（disseminated intravascular coagulation，DIC）、肺癌、动脉粥样硬化、高脂血症、心律失常、慢性肺心病、慢性肺动脉高压、肺水肿、肝炎、胆管炎、阻塞性黄疸、肾性高血压、肾小球肾炎、急性肾功能衰竭等。用家兔复制疾病模型有以下主要特点：

（1）价格较低，性情温顺，易饲养，繁殖率高，容易选到条件类似的对照组兔。因此，当实验中必须用到较大动物时，常用家兔。

（2）在血液循环方面，家兔血管虽较犬略细，但很容易做到直接描记颈动脉压、股动脉压、肺动脉楔压、中心静脉压等。家兔的心血管系统功能较犬、猫差，用来观察血压反应不如犬、猫。手术时，家兔易发生反射性衰竭，血压反应不稳定，故在给家兔做手术时，动作要轻。犬的减压神经在颈部存在于混合神经（迷走交感神经干）中，而家兔的减压神经是独立走向的，便于观察减压神经对心血管系统的作用。家兔心脏在离体情况下搏动很久，是观察有害因子对哺乳类动物心脏直接作用较合适的一种模型。离体兔耳，又可作为观察有害因子对血管直接作用的一种模型。

（3）家兔适用于制备发热模型、研究解热药、检查致热源。

（4）在消化系统方面，家兔系草食动物，消化系统与人类相差较远，缺乏呕吐反射，不适合做消化系统方面的研究。

（5）家兔对组织胺不敏感，注射组织胺后并不产生血压下降，反而出现升压反应，不适合做过敏性休克模型。

（二）小鼠

小鼠是实验室最常用的一种动物，可用于模拟、复制许多病理过程和疾病，如水肿，炎症（如慢性气管炎），缺氧，心室纤颤，多种良性肿瘤和癌症（如白血病），以及多种传染病等。用小鼠复制疾病模型具有以下主要特点：

（1）小鼠价格低廉，便于大量繁殖，比较容易满足动物实验品系、性别、年龄的要求，生活条件也容易控制，因而只要符合实验要求，应尽量采用。小鼠适合于需要大量动物的实验，数量上容易满足统计学的要求，如胰岛素、促肾上腺皮质激素的生物效价测定，毒物半数致死量的测定。

（2）小鼠对许多疾病有易感性，因而适用于多种疾病研究，如血吸虫病、疟疾、流感、脑炎等。小鼠的纯种品系甚多，每品系有独特的生物特性，对某些疾病易感，如C_3HA系对癌瘤敏感，C_{58}系则抗癌。因此，纯品系小鼠被广泛应用于各种肿瘤的研究。

（3）小鼠具有发达的神经系统，可用于复制神经官能症模型。

（4）小鼠对外界环境适应性差，不耐冷、热，不能承受饥饿或饱腹，适应性差。因此，做实验前和实验过程中，要调整好环境温度、湿度，科学饲养。

（三）大鼠

大鼠能用于复制许多病理过程和疾病，如水肿、炎症、缺氧、休克、DIC、胆固醇肉芽肿、心肌梗死、肝炎、肾性高血压、各种肿瘤等。用大鼠复制疾病模型具有以下主要特点：

（1）大鼠和小鼠相似，便于大量繁殖，比较容易满足实验对动物同种、纯种、性别和年龄的要求，其生活条件也容易控制，适用于需要用大量动物而小鼠不能满足实验要求的实验。例如，不对称亚硝胺口服或胃肠道外给药，能诱发大鼠食道癌，对小鼠，则很少引起食道癌。

（2）大鼠较小鼠体积大，对需要较大体型的实验动物，用大鼠较为合适。例如，可直接记录大鼠血压，其血压反应较家兔好。大鼠可用于研究休克、DIC时血液循环变化。大鼠后肢可用于肢体血管灌流实验，其心脏可用于离体心脏实验。从大鼠胸导管采取淋巴，能研究疾病发生时淋巴的变化。

（3）大鼠无胆囊，因此常用大鼠胆管收集胆汁，用于疾病时胆汁功能研究。

（4）大鼠的垂体 - 肾上腺系统功能很发达，常用于应激反应和肾上腺、垂体等内分泌功能实验。大鼠的高级神经活动发达，也被广泛用于神经官能症的研究。

（四）豚鼠

豚鼠又名天竺鼠、荷兰猪，属哺乳纲啮齿目豚鼠科，喜欢群居，性情温顺。豚鼠的听觉和嗅觉发达，对环境刺激极为敏感，体温调节能力较差，饲养最适温度为18～22℃。用豚鼠复制疾病模型具有以下主要特点：

（1）豚鼠对组织胺敏感，并易于致敏，故常用于抗过敏药（如平喘药和抗组胺药）的实验。

（2）豚鼠对结核杆菌、布鲁杆菌、钩端螺旋体等敏感，尤其对结核杆菌有高度敏感

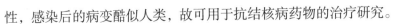

性，感染后的病变酷似人类，故可用于抗结核病药物的治疗研究。

（3）豚鼠皮肤对毒物刺激反应灵敏，常用于局部皮肤毒物试验，例如化妆品对局部皮肤的刺激反应。豚鼠妊娠期长，适用于药物或毒物对胎仔后期发育影响的实验。

（4）豚鼠还可用于离体心房、心脏实验和钾代谢障碍、酸碱平衡紊乱的研究。

（五）犬

犬能用于复制许多病理过程和疾病，如水肿、炎症、电解质紊乱、酸碱平衡障碍、缺氧、休克、DIC、心律失常、肺动脉高压、肝淤血和肾性高血压等。用犬复制疾病模型具有以下主要特点：

（1）易于驯养，经训练后能很好地配合，可使犬在清醒状态下进行实验，因而适用于慢性实验，如高血压、神经官能症等。

（2）对手术的耐受性较强，体型大，常用于复制体型较小实验动物不适合的手术模型，如胃瘘、巴甫洛夫小胃、肠瘘、膀胱瘘、胆囊瘘和颈动脉桥等。待动物从这些手术创伤中恢复，再复制胃炎、肾炎、肠炎、肝炎或高血压等疾病，用于相应器官功能代谢变化的观察。

（3）血液循环比较发达，血管口径粗，能耐受巨大的创伤，常用于直接描记体循环动脉血压、肺循环动脉压、肺动脉楔压、中心静脉压、门静脉压和各内脏静脉压等，用于休克、DIC、急性心力衰竭、窒息、失血、急性死亡和复苏等情况下的压力变化观察。此外，犬的心脏较大，手术结扎冠状动脉较易，故常用于复制心肌梗死模型。

（4）犬具有发达的神经系统和与人相似的消化功能，常用作神经系统和消化系统疾病的动物模型。

（六）猫

猫为哺乳纲食肉目猫科动物。根据猫被毛的长度可分为长毛猫和短毛猫。因为长毛猫实验耐受性差，体质弱，同时容易掉毛，易造成实验环境的污染，实验用猫主要选择短毛猫，用猫复制疾病模型具有以下主要特点：

（1）猫的血压比较稳定，用于观察药物对血压的影响比家兔更为合适。

（2）猫可用于心血管药和镇咳药的实验。猫对神经 - 肌肉接头阻断药的反应性与人类最接近，是研究新型肌肉松弛药的常用动物。

（3）猫和兔头部表面与脑的各部分有比较固定的对应关系，可在其脑内插电极以观察脑电活动，但猫脑比兔脑约大 1 倍，故更为合适。

（4）猫对强心苷较为敏感，是研究强心苷的常用动物。

（七）猴

猴的生活规律与人类相似，属杂食性动物，在人工饲养管理条件下，食谱很广，容易饲养。猴有较发达的智力和神经控制能力，能操纵简单工具。猴体内缺乏维生素 C 合成酶，自身不能合成维生素 C，必须从食物中获取。用猴复制疾病模型具有以下主要特点：

（1）猴常用于传染病的研究，如病毒感染相关的腹泻、流感、肝炎、艾滋病等疾病。

在制造和评价脊髓灰质炎（小儿麻痹症）疫苗时，猴是唯一的动物模型。

（2）猴的生殖生理与人类非常接近，是研究避孕药物的理想实验动物。此外，猴还可用于研究妊娠毒血症。

（3）猴还可用于评价抗震颤性麻痹药物的药效，也常用于新药安全性评价。

（八）蛙类

蛙类是医学上常用的动物，常用于神经生理、肌肉生理、心脏生理等实验。用蛙类复制疾病模型具有以下主要特点：

（1）蛙类的心脏在离体情况下，能有节奏地搏动很久，因此常用于研究心脏的生理功能和致病因素对心脏的直接作用等。

（2）蛙类的腓肠肌和坐骨神经可用于观察外周神经的生理功能，以及有害因子对周围神经肌肉或神经肌肉接头的作用。

（3）蛙类的腹直肌可用于胆碱能物质生物测定，其肠系膜和舌可用于微循环变化的观察等。

（九）猪

小型猪，是杂食动物，喜甜食。猪的心血管系统、消化系统、皮肤、营养需要、骨骼发育及矿物质代谢等与人类的情况极其相似。用猪复制疾病模型具有以下主要特点：

（1）猪的皮肤与人非常相似，皮下有脂肪层，是烧伤实验的理想动物。

（2）辛克莱小型猪可作为研究人类黑色素瘤的良好动物模型。可自发性生成皮肤黑色素瘤，有典型的皮肤自发性退行性病变，与人黑色素瘤病变的演变方式完全相同。

（3）在解剖学、血流动力学方面，小型猪冠状动脉循环与人类很相似，因此小型猪是研究动脉粥样硬化的理想动物模型。

（4）尤卡坦小型猪（墨西哥无毛猪）是糖尿病研究的一个很好的动物模型，一次静脉注射水合阿脲（200mg/kg 体重）就可以产生典型的急性糖尿病。国内常用链脲佐菌素和四氧嘧啶破坏小型猪胰岛 β 细胞以诱发糖尿病。

（5）在遗传学方面，小型猪还可以用于红眼病、卟啉病等实验研究。

（6）在口腔方面，小型猪牙齿的解剖结构与人类相似，饲喂相应致龋食物也可产生与人类一样的龋损，因此是复制龋齿的良好动物模型。

第二节　实验动物的编号、捉拿和固定

一、实验动物的编号

在对实验动物进行分组时，事先需要对实验动物进行标记编号。标记编号应根据实验动物的种类和实验方法来选择，遵循编号清楚、易认、耐用、适用的基本原则，并且应保证不对实验动物的生理或实验反应产生影响。常用的标记编号方法有涂染法、烙印法、针

刺法、号牌法、剪毛法、电子芯片法等。

1. 涂染法

适用于实验周期短、毛色浅的实验动物，常涂在实验动物身体的明显部位，如被毛、四肢等处，是最常用、最容易掌握的标记方法。常用于涂染标记的染液有 5 种：① 0.5% 中性红或品红溶液，染红色；②煤焦油的酒精溶液，染黑色；③ 2% 硝酸银溶液，染咖啡色；④龙胆紫溶液，染紫色；⑤ 3%～5% 苦味酸溶液，染黄色。

因苦味酸属于易爆品且有毒性，啮齿类动物有舔舐被毛的习惯，长期使用可引起肝、肾损害，为动物染色标记时尽量选择其不易触碰的位置。

以小鼠为例，介绍以下两种常用的编号方式：

（1）"先左后右，先上后下"：用单一染液标记 1～10 号。若将两种颜色的染液配合使用，则其中一种颜色代表个位数，另一种颜色代表十位数，可编到 99 号。

（2）"个位在右，十位在左"：小鼠右侧涂上染液标记为个位数，小鼠左侧涂上染液标记为十位数，此种方法可用单一染液编到 99 号，大于 100 号可用两种颜色的染液标记。这种方法对于实验周期短的动物较合适，时间较长则需要补涂染液。

2. 烙印法

通过工具将标记编号烙印在实验动物身上。先进行局部麻醉，然后在实验动物耳朵处烙印上号码，在伤口上用棉签涂抹黑墨等颜料，烙印前预先用酒精消毒，烙印后要防止皮肤感染。此法适用于耳朵较大的动物。

3. 针刺法

用针头蘸少量黑墨水，在耳部、前后肢及尾部等处刺入皮下，受刺部位留下黑色标记。应用此法前应对实验动物进行麻醉。此方法适用于大鼠、小鼠、豚鼠等。在实验动物数量较少的情况下，也可用于兔、犬等动物。

4. 号牌法

将金属制的号牌固定于实验动物的耳朵上；或将号码牌（按照实验分组编号）烙在拴住动物颈部的项圈上。选不易生锈的材料，便于长期使用。

5. 剪毛法

用剪毛刀在实验动物的一侧或者背部剪出号码，用此法编号清楚可靠，需定期对实验动物进行检查，如被毛恢复则需要重新剪毛，比较适合动物短期观察。此方法适用于大、中型动物，如家兔、犬等。

6. 电子芯片法

目前，国际上比较流行的永久性标记法是向动物的颈背部皮下埋入预先编好号码的微型集成电路片，用专用扫描仪读取数据。扫描仪中存储的数据可拷贝到计算机上，便于分析。可以同时读出动物的编号和体温，并实时监测动物的体温。可使用电子芯片的实验动物品种多，一旦被植入，可终身携带。

二、实验动物的捉拿和固定方法

在进行动物实验时，为了不损害实验动物的健康，不影响观察指标，并防止被动物咬伤，实验者应当熟练掌握动物的捉拿和固定方法，这是动物实验最基本的操作之一。在操作之前，应当对实验动物的一般习性有所了解，依据其习性的不同，采取相应的轻柔的捉拿方法，按适合的体位迅速将其固定好，便于实验操作和观察记录，将对动物身体的强制性限制减少到最低程度，以减轻实验动物的恐惧，减少实验动物的痛苦和应激反应。

1. 家兔的捉拿和固定

家兔习性温顺，但趾爪锐利，应避免被其抓伤。实验家兔一般饲养在笼内，当家兔在笼内安静下来时，应一手抓住其颈背部皮毛，轻提动物，另一手托住其臀部，让家兔的体重主要落在这一只手上。捉拿时，切忌抓提兔耳，家兔挣扎时容易造成落地摔伤或兔耳神经根的损伤；不要拖拉其四肢，避免实验者被其抓伤；不要提拿其腰背部，避免造成家兔双侧肾脏的损伤。家兔的捉拿与固定方法如图 4-1 所示。

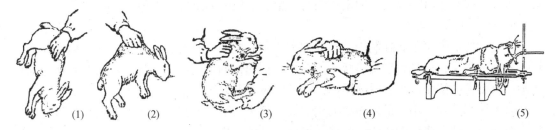

图 4-1　家兔的捉拿和固定

根据不同实验的需要，常用兔盒或兔台固定家兔。

（1）兔盒固定：兔耳血管注射、取血时，或观察其耳部血管变化时，可将家兔置于木制或铁皮制的兔固定盒内。

（2）兔台固定：在需要观察兔血压、呼吸和进行颈、胸、腹部手术时，应将家兔仰卧位固定于兔手术台上。固定方法：先将 4 条 1cm 宽的布条组成活的套圈，分别套在家兔的前肢腕关节及后肢踝关节上方，抽紧布带的长头，将布带的长头分别系在兔台的木桩上。将家兔仰卧位固定于兔台上，再用固定器固定家兔的头部。

2. 小鼠的捉拿和固定

小鼠性情温和，较易捉拿和固定。双手捉拿法：将小鼠放在粗糙面（如鼠盒铁丝盖）上，通常用右手抓住尾尖，将鼠尾拉直，用左手拇指和食指抓住小鼠头颈部皮肤，将小鼠固定于手掌中，用无名指及小指按住鼠尾部。单手捉拿法：可用左手小指勾起鼠尾，迅速以拇指、食指和中指捏住其耳后项背部皮肤。以左手拇指和食指抓住小鼠头颈部皮肤，以无名指按住鼠尾部，将小鼠固定于手掌中。还可借助仪器设备固定，如进行尾静脉注射时，可用尾静脉注射固定器固定小鼠。如操作时间较长，或要进行解剖、外科手术和心脏采血时，也可将小鼠固定于小鼠专用的固定板上。注意：在抓小鼠尾巴时，应抓住尾巴中部或根部，如仅捏住小鼠尾端，当小鼠挣扎时，有可能弄破其尾部皮肤，甚至断尾。小鼠的捉拿与固定方法如图 4-2 所示。

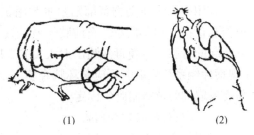

(1)　　　　　　(2)

图 4-2　小鼠的捉拿和固定

3. 大鼠的捉拿和固定

大鼠牙齿锋利，要避免被其咬伤，最好戴上帆布手套。捉拿时宜缓慢靠近大鼠，动作切忌过于突然。其捉拿和固定方式与小鼠基本相同。实验者也可伸开左手虎口，敏捷地从大鼠的背部伸向前方，用拇指压住大鼠的右前肢，用食指与其他手指夹住其左前肢，一把抓住大鼠，右手拖住其尾部，轻轻提起，固定。如操作时间较长，也可将大鼠固定于大鼠专用的固定板上。

4. 豚鼠的捉拿和固定

豚鼠性情温顺，攻击性弱。捉拿时，对其不宜强烈刺激，使之受惊。实验者不可过分抓捏豚鼠腰腹部，避免造成肝破裂、脾淤血而引起死亡。体重 300g 以下的小豚鼠可用一只手直接将其抓起；较大的豚鼠需用两手轻扣，按住豚鼠背部，将其托起。进行解剖、外科手术和心脏采血时，豚鼠的固定方法与大鼠、小鼠的固定方法类似。

5. 犬的捉拿和固定

经过训练的犬可不必强制固定，采血和进行心电图检查时，实验者可从其侧面靠近并轻抚其颈部皮毛，使犬处于安静状态。对于性情凶悍的犬，则需要实验者在实验前与动物熟悉，取得犬的信任，便于后续操作，也可按照以下方法操作：

（1）捆绑犬嘴：用一根粗绳绕犬嘴一周，将上、下颌骨拉紧，让犬嘴闭合。打一双环扣，在下颌成结后绕到双耳后，再进一步打结以防滑脱。

（2）绑四肢：用较粗的绳子捆绑犬的四肢。

（3）上犬钳：两手分别握住钳的两柄，打开钳，夹住犬的颈部，固定头部。不要轻易使用此法，此法会使动物产生恐惧，影响后续实验。

因实验需要将对犬进行局部手术操作时，将麻醉后的犬固定在犬手术台或实验台上，及时解除犬嘴的绳索，便于动物呼吸，避免由于鼻腔被黏液阻塞而造成窒息。固定的方式一般采取仰卧位或俯卧位，前者便于进行颈、胸、腹、股等部位的实验，后者便于进行背部、脑脊髓的实验。

6. 猴的捉拿和固定

在捉拿前应让猴空腹，以防止麻醉时呕吐，食糜被吸入肺部造成意外。将饲养笼的拉杆拉出，将猴固定在笼具门处，此时不可过度用力，以免挤伤动物。小心抓出猴的上肢或下肢，根据实验需要注射麻醉药剂，实验者应小心，避免被其咬伤，及时处理意外情况。根据实验需要采取仰卧位或俯卧位固定。

7. 蛙类的捉拿和固定

宜用一只手将动物背部贴紧手掌固定，以中指、无名指、小指压住其左腹侧和后肢，拇指和食指分别压住左、右前肢，另一只手进行操作。在捉拿蟾蜍时，切忌挤压其两侧耳部凸起的毒腺，以免毒液喷出射入实验者眼中。实验如需长时间观察，可破坏蛙类脑脊髓（观察神经系统反应时不应破坏脑脊髓），或麻醉后用大头针将蛙固定在蛙板上。根据实验需要采取仰卧位或俯卧位固定。

8. 小型猪的捉拿和固定

采用挤压式不锈钢笼固定法，将小型猪挤到房间一角，限制其运动。小心抓住小型猪的耳朵，根据实验需要注射麻醉药剂，注射部位应选取耳后肌肉。或者，实验者双手抓住小型猪的双后肢小腿，提起后腿，助手再用橡皮带固定或注射麻醉药剂。不提倡捉拿猪尾巴以提举其后身，这样易引起猪激惹、尖叫，易造成手滑脱。根据实验需要，采取仰卧位或俯卧位固定。

第三节　实验动物术前准备

实验动物备皮和术前消毒的目的是便于手术操作和降低感染发生的概率。

一、备皮

实验动物的被毛常常影响实验操作和对实验结果的观察，因此实验中常需要去除或剪短实验动物的被毛。

1. 剪毛

固定实验动物后，用粗剪刀剪去所需部位的被毛。剪毛时需注意以下几点：

（1）将剪刀贴紧皮肤剪毛，不可用手提起被毛，以免剪破动物皮肤。

（2）依次剪毛，不要胡乱地剪，以免影响整体的创面。

（3）剪下的被毛集中放置在一个有水的容器中，以防止被毛乱飞，遗留在术野和实验台周围。要保证手术野的清洁和手术器械的干净。

2. 拔毛

家兔耳缘静脉注射或采血，以及大鼠、小鼠尾静脉注射时，实验者需要用拇指、食指将局部动物的被毛拔去，以便于操作。

3. 脱毛

脱毛是指用化学药品脱去实验动物的被毛，适用于无菌手术的准备，以及观察实验动物局部皮肤血液循环和病理变化。

常用的脱毛剂配方有如下几种：①硫化钠 3g、肥皂粉 1g、淀粉 7g，加水适量调成糊状；②硫化钠 8g、淀粉 7g、糖 4g、甘油 5g、硼砂 1g，加水 75ml；③硫化钠 8g，溶于 100ml 水中；④硫化钠 10g、生石灰 15g，溶于 100ml 水中。

配方①、②、③适用于家兔、大鼠、小鼠等中小型动物的脱毛；配方④适用于犬等大型动物的脱毛。

4. 剃毛

剃毛适用于大型动物的慢性实验。固定实验动物后，用毛刷蘸取适量的温肥皂水，让所要暴露部位的被毛完全浸润湿透。剪去被毛，用剃毛刀顺着被毛倒向剃除残余的被毛。此方法适用于外科手术区的暴露。除专用剃毛刀外，还可用有齿止血钳夹住半片剃须刀来替代。剃毛时需注意以下几点：

（1）用手撑紧动物皮肤，不可用手提起，以免剃破动物皮肤。

（2）要使用新刀片，钝刀片剃毛不方便，而且容易损伤动物皮肤。

该方法的优点是速度快，但易损伤表皮角质层。

二、术前消毒

（1）手术消毒区：以手术切口为中心，包括周围 10～15cm 的区域。

（2）络合碘消毒法：用棉球蘸络合碘从消毒区中线开始，自上而下，由内向外进行涂擦，左右交换进行，直到涂擦完整个消毒区。自然晾干 1min 后，用棉球蘸 75% 医用酒精脱碘两次。消毒时，自上而下涂擦一遍，不要反复来回涂擦。

第四节　实验动物给药途径及方法

实验动物的给药途径和方法有很多种，以下介绍几种常用的给药方式。

一、消化道给药

消化道给药包括灌胃给药、舌下给药、直肠给药等几种常见的给药途径。下面重点介绍灌胃给药，该方法适用于家兔、小鼠、大鼠等实验动物。

1. 家兔

通常将人用导尿管用于家兔灌胃。灌胃需两名操作者协作完成，一人负责固定家兔，左手抓住家兔左耳和左前肢，右手抓住家兔右耳和右前肢，固定头部，将兔体夹于两腿之间；另一人将木质或金属开口器从家兔嘴角撬开牙关，避开门牙插入家兔口中，并将兔舌压于开口器之下。将灌胃管经开口器中央小孔缓慢沿上腭插入家兔食道，通常情况下，灌胃针需全入小鼠食道，在体表外看不到灌胃针头，可视为针头到达贲门或胃腔。视家兔身长约插入 16～20cm，到达贲门入胃腔后，将灌胃管体外端口放入含清水烧杯内，如有气泡出现，表明误插入气管，应立即拔出重插；如无气泡出现，表明达到胃腔，即可将药液灌注入胃内，再注入少量空气，使管内的药液充分进入胃腔内。一次最大给药量为 3ml。

2. 小鼠

左手捉拿小鼠，右手持灌胃器，从口角处插入小鼠口腔，针头向后压，使颈部伸直，再把灌胃器沿上腭徐徐送入食道，即可注入药液。注射完后，轻轻拔出灌胃器针头。灌胃体积为 0.1～0.3ml/10g 体重，一次最大给药量为 1ml。注意：通常灌胃针需全入小鼠食道，具体可视小鼠身长和灌胃针型号把控灌胃深度。切勿误插入食道前方的气道，切勿蛮力对抗食道括约肌收缩，引起食道黏膜、肌肉损伤，甚至产生食道瘘。

3. 大鼠

大鼠的灌胃操作基本与小鼠相同，但有几点区别：①灌胃器和灌胃专用针头有差别；②大鼠灌胃需多人配合，小鼠灌胃单人操作；③给药量不同。大鼠一次最大给药量为 2ml，而小鼠为 1ml。

二、消化道外给药

消化道外给药包括注射给药、经皮给药、吸入给药等给药途径。

(一) 注射给药

1. 皮下注射

注射时以一只手的拇指和食指提起动物的背部皮肤，选用合适的注射器和针头刺穿皮肤将药液注入皮肤与肌肉之间腔隙。小鼠的注射给药体积通常为 0.1～0.3ml/10g 体重。

2. 皮内注射

注射前要对实验动物注射区域进行备皮。用一只手的拇指和食指按住动物皮肤使之绷紧，选取合适的注射器和针头，在两指之间，将针头刺入动物皮肤组织内即可注射药液。

3. 肌内注射

肌内注射应选肌肉发达的部位，一般多为臀部。注射时，迅速刺入肌肉组织内，回抽无血，即可推注药液。小鼠注射给药体积通常为 0.1ml/ 腿。

4. 腹腔注射

在下腹部的腹白线与腹股沟之间，避开神经、血管进针，先以 15°～30° 刺穿皮肤，穿过肌层，刺入腹腔，针头刺入不宜太浅，以免针头停留在皮下而未入腹腔，也不宜太深，以免伤及内脏器官，固定针头，回抽无血，再缓慢注入药液。为避免伤及内脏，可使动物下腹部略高于头部，采取头低体位。小鼠注射给药体积通常为 0.1～0.3ml/10g 体重。

5. 静脉注射

(1) 家兔：兔耳中央为动脉，内外缘为静脉。内缘静脉深，不易给药，通常选用外缘静脉给药。给药前，选取合适注射器及针头，按体重抽取药液，并排尽空气。拔去注射部位动物体毛，用手指弹动轻抚或温水浸润，使血管充盈，并进行消毒。用左手食指和中指夹住静脉近心端，用拇指和无名指夹住静脉远心端，拉直固定血管。右手持注射器，从远心端刺入血管，左手固定针头，右手将药液缓慢注入，注射完毕拔出针头，用干棉球压迫注射部位止血。如皮下组织内有药液留滞，皮下起皮丘，则表明药液未进入体循环。

(2) 大鼠、小鼠：一般采用尾静脉注射法。操作时，先将实验动物 固定在鼠固定器上，或者扣在烧杯内，将鼠尾拖出，用 45～50℃的温水浸润半分钟或用酒精擦拭使血管扩张，左手将鼠尾拉直，拇指和中指夹住尾尖，食指压迫鼠尾根部保持血管扩张，在尾尖处选择一血管明显处，选取 4 号针头，右手持针缓慢注射药液，如注射部位苍白，表明未注入血管而在皮下，应立即停止注射。注射体积为 0.1～0.5ml/10g 体重。

(3) 犬：多选前肢内侧皮下头静脉或后肢小隐静脉作为注射部位。注射前，侧卧位固定动物，剪去注射部位体毛，用绑带扎紧（或手抓紧）静脉近心端，使血管充盈。从静脉远心端将注射针头刺入血管，待有回血后，松开绑带（或手），缓慢注入药液。

(4) 猴：将猴固定，进针部位局部消毒。通常选择四肢静脉血管较为粗大处，按压静脉近心端使血管充盈后进针，不可穿透血管，待有回血后，缓慢注入药液。

（二）经皮给药

经皮给药常用家兔或豚鼠为给药对象。备皮消毒后，将药物外涂于皮肤黏膜上，一段时间后，观察药效。期间应避免动物抓、挠或蹭到给药部位。

（三）吸入给药

吸入给药广义上包括鼻腔内给药和气管内给药两种方式。使用专用的给药器，设定实验参数，控制给药时间和给药速度。

第五节　实验动物的麻醉方法

一、常用的麻醉药物

1. 氨基甲酸乙酯（乌拉坦）

氨基甲酸乙酯在巴比妥类药物发现之前，曾广泛作为实验动物的麻醉药，麻醉作用起效迅速强大，对延髓呼吸中枢的抑制作用较弱，为实验动物比较安全的麻醉药，效应可维持 2～4 小时。本药易溶于水，宜新鲜配制，使用时可配制成 10%～25% 的水溶液，静脉或腹腔给药。注意本品对犬只产生催眠作用。对马等大动物即使应用大剂量也不会产生麻醉效应。

2. 乙醚

乙醚是一种挥发性全身麻醉药，经呼吸道给药，常用于需要动物快速苏醒的实验项目，吸入后 15～20min 开始发挥作用。乙醚常用口罩法给药，给动物戴上麻醉罩，外敷数层纱布，将药物滴于纱布上，使动物吸入麻醉。口罩法常用于麻醉大动物，如犬等。另一种方法是将动物置于玻璃罩内，将浸有乙醚的棉球放入罩内。该方法适用于麻醉小动物，如大鼠、小鼠等。

3. 戊巴比妥钠

戊巴比妥钠是全身麻醉药，其药效快，持续时间 1～2h，动物实验中较为常用。可配制成 3%～5% 的水溶液，由静脉或腹腔给药。

4. 盐酸普鲁卡因

盐酸普鲁卡因是局部麻醉药，无刺激，毒性小，见效快，注射后 1～3min 就可产生麻醉作用，可以维持 30～45min。此种方法常用于局部浸润麻醉。

5. 盐酸利多卡因

盐酸利多卡因是局部麻醉药，具有弥散性好、见效快、组织穿透性好的特点。它的效力和穿透力比普鲁卡因强 2 倍，作用时间也长。

二、麻醉方法

麻醉方法分为全身麻醉和局部麻醉两大类。

（一）全身麻醉

全身麻醉是指麻醉药经呼吸道吸入，或经静脉、肌内注射，使实验动物产生中枢神经系统抑制，出现意识消失、疼痛消失、肌肉松弛和反射抑制等现象。其特点是中枢神经系统抑制的深浅与血液内的药物浓度有关，当麻醉药从体内排出或在体内代谢被降解后，动物逐渐清醒，不留后遗症。

1. 注射麻醉

注射麻醉多采用静脉注射和腹腔注射给药。腹腔注射麻醉多用于大鼠、小鼠和豚鼠等，操作简便易行，但作用发生慢，兴奋现象明显，麻醉深度不易控制，有时可能将药液误注入肠腔或膀胱。静脉注射麻醉多用于家兔、犬等较大的动物，作用发生快，没有明显的兴奋期，几乎立即生效。

2. 吸入麻醉

如犬等实验动物性情凶猛不易控制，将乙醚滴于口罩上让动物吸入，先使动物产生浅麻醉。

吸入麻醉常作为诱导麻醉，较少单独使用。通常在吸入麻醉基础上，再静脉或腹腔注射非挥发性麻醉药物，使动物达到理想的深度麻醉。

（二）局部麻醉

局部麻醉是指用局部麻醉药阻滞周围神经末梢或神经干、神经节、神经丛的冲动传导，产生局部麻醉区。其特点是动物保持清醒，对重要器官功能干扰轻微，麻醉并发症少，因此是一种比较安全的麻醉方法，适用于大中型动物的各种短时间、局部的实验。局部麻醉主要有表面麻醉和局部浸润麻醉两种方式。

1. 表面麻醉

将麻醉药滴入动物手术部位，或填塞、喷雾于手术部位。一般每隔5min用药一次，共用2～3次。

2. 局部浸润麻醉

用针头插至动物皮下，注射量视所需麻醉范围和深度而定。

三、动物麻醉效果的判断

不同的实验动物会采用不同的麻醉药物和麻醉方法，使动物进入麻醉状态的速度和方式也会不同。例如，静脉麻醉比腹腔麻醉起效快；有些药物使实验动物先经过一段兴奋期后才进入麻醉状态等。动物麻醉后常有以下共同麻醉体征：①皮肤的夹捏反应消失；②头颈部及四肢肌肉松弛；③呼吸深慢而平稳；④角膜反射消失及瞳孔缩小。

一旦发现实验动物出现这些体征，并且生命活动明显减弱或消失，应立即减慢给药速度或立即停止给药，以避免因麻醉过深抑制延脑呼吸中枢，导致动物死亡。

四、麻醉意外的处理

1. 麻醉过浅

麻醉过浅时，实验动物会出现挣扎、尖叫、呼吸急促、血压不稳等表现，需要及时补充麻醉药，一般补充总麻醉药剂量的 1/5，并密切观察麻醉后动物的基本体征。动物在麻醉期间体温容易下降，应采取保温措施。

2. 麻醉过深

如实验动物出现全身皮肤青紫、呼吸慢而不规则，或呼吸停止、血压下降、心搏微弱或停止，则需要采取以下措施立即抢救：①立即停止给药；②实施吸氧；③胸外按压心脏；④静脉注射温热的 50% 葡萄糖溶液，用药量根据动物而定，如犬可按 2～3ml/kg 体重计算；⑤心搏停止时，心内注射 0.01% 肾上腺素，如注射后心脏已搏动但极微弱时，可向静脉或心腔内注射 1% 氯化钙 5ml；⑥动物呼吸停止时，注射药物剂量为咖啡因 1mg/kg，尼可刹米 2～5mg/kg 等。

第六节　实验动物的采血方法

一、小鼠、大鼠采血法

1. 尾尖采血

在采血量不多的情况下可采用此法，多在非麻醉的情况下进行。将动物装入固定盒内，露出鼠尾。将鼠尾消毒后，浸泡在 45℃ 左右的温水中，使鼠尾血管充盈。再剪去尾尖 0.3～0.5cm（尾尖部有静脉丛，不可剪去太多），血液可自尾尖流出；也可以用手轻轻从尾根部向尾尖部按摩挤压，促使血液流出。如需反复采血，每次剪去很小一段鼠尾，取血后用棉球压迫止血，并用 6% 液体火棉胶涂于伤口处，进行创口保护。可也采用交替切割尾静脉取血，在尾部用锋利刀片切破一根静脉。每只动物一般可采血 10 次以上。小鼠每次可采血 0.1ml，大鼠 0.3～0.5ml。

2. 眼眶后静脉丛采血

当用血量较多时可采用此法，适用于小动物采血。穿刺部位为眼球和眼眶后界之间的球后静脉丛。采血者用左手拇指和食指捏住动物颈部皮肤轻轻向下压迫，以阻断静脉回流，使眼球外突。右手手持毛细玻璃采血管（长 7～10cm，内径 0.5～1cm），使采血管与鼠面部呈 45° 夹角，从内眦部插入，使采血管与眶壁平行地向喉头方向推进。穿刺深度，小鼠 2～3mm，大鼠 4～5mm。当感到有阻力时停止推动，并适当退出采血管。若穿刺适当，则血液自然流入毛细玻璃采血管中，得到实验所需血量后，除去加于颈部的压力，拔出采血管，用棉球压迫止血。若技术娴熟，则可连续多次采血，左右眼轮换更好。小鼠每次可采血 0.2ml，大鼠 0.5ml。

3. 摘取眼球采血

采血者用左手的拇指、食指和中指捉拿小鼠的颈部头皮，小指和无名指固定鼠尾。轻压需要摘取的眼部皮肤，使眼球充血突出。右手用镊子夹取眼球并快速摘取，使血液从眼眶内流入采血管中。当血液滴入速度变慢时，可轻按小鼠心脏部位，加快心脏泵血速度，以获取更多的血液。随后采用脱颈椎法处死小鼠。需要注意的是，固定小鼠很关键，若未固定好，小鼠头部摇动，会损失很多宝贵的血液。挤压心脏时，用力要适度，若用力过度会造成动物中途死亡，既不能完全采血，还可能引起溶血现象发生，影响实验结果。小鼠每次可采血 0.2ml。

4. 心脏采血

鼠类的心脏较小，心率较快，心脏采血比较困难，故实际应用较少。采血方法为：先将动物做深麻醉，仰卧位固定。采血者左手轻轻压住小鼠腹部，右手持注射器，针尖斜面朝上，从剑突与左肋弓的交界处刺入。针头与腹部约呈 20° 夹角向上插入，稍回抽针栓，给予一点负压，观察有无血液回流。如果没有，则稍稍后退注射器，此时可见血液流入。小鼠每次可采血 0.5～0.6ml，大鼠 0.8～1.2ml。

5. 腹主动脉采血

先将动物麻醉，仰卧位固定于鼠板上。对采血部位消毒后，在耻骨联合处用镊子夹起腹肌，用剪刀沿腹中线剪开，将肠管推向一侧，暴露腹主动脉（粉红色为动脉，暗红色为静脉）。用采血针针头沿血管平行方向朝向心端刺入血管，采血针另一端接负压采血管。此方法采血量较大。

二、家兔采血法

1. 耳缘静脉采血

此法是最为常见的采血法之一，可多次反复采血。须注意耳缘静脉采血位置，防止发生栓塞。将家兔放入固定盒中，仅露出头部及两耳，拔去耳缘静脉部位的被毛，消毒晾干。用手指轻轻按摩兔耳，使耳缘静脉充血，用注射器针头在耳缘静脉末梢端刺破血管，待血液漏出再采血，或将针头逆血流方向刺入耳缘静脉中采血。采血完毕用棉球压迫止血。此法每次最多可采血 5～10ml。如需反复采血，应尽可能地从耳朵的末端开始，然后向耳根部方向移动采血。

2. 耳中央动脉采血

方法与耳缘静脉采血类似。此法一次抽血可达 10～15ml。针刺部位从中央动脉末端开始。采血动作应缓慢，不可过急、过快。不要在近耳根部采血，耳根部软组织厚，血管位置略深，易刺穿血管造成皮下出血。

3. 心脏采血

将家兔仰卧位固定，在心脏搏动感最强烈部位的肋间，一般位于两前肢和剑突形成的三角形右下方，左胸第 4、5 肋间，胸骨左缘 3cm 处注射针垂直刺入心脏，血液随即进入针管。注意事项：①动作宜迅速，以缩短在心脏内的留针时间和防止血液凝固；②如针头已进入心脏但抽不出血时，应将针头稍微后退；③在胸腔内针头不应左右摆动，以防伤及心、肺。采血完毕用棉球压迫止血。用这种方法一次可采血 20～25ml。

4. 股静脉、颈静脉采血

采血前应先做股静脉和颈静脉暴露分离手术，再将注射针头刺入血管。做股静脉采血时，从股静脉下端向心方向刺入血管；做颈静脉采血时，从颈静脉近心端（距颈静脉分支 2～3cm 处）向头侧端刺入血管，徐徐抽动针栓即可。采血完毕用棉球压迫止血。一次可采血 10ml 以上。

三、犬采血法

1. 后肢外侧小隐静脉和前肢内侧皮下头静脉采血

此法最常用且方便。后肢外侧小隐静脉在后肢胫部下 1/3 的外侧浅表的皮下，由前侧方向后走行。采血时，由助手将犬固定在手术台上，使其侧卧。剪去抽血部位的被毛，消毒皮肤。采血者用左手握紧剪毛区上部，使下肢静脉充盈，右手用注射器迅速刺入静脉，固定针头，回抽针栓，见到回血则以适当的速度抽取。如仅需少量血液，可以不用注射器抽取，只需用针头直接刺入静脉，待血从针孔自然滴出。采血完毕用棉球压迫止血。

采集前肢内侧皮下头静脉血时，操作方法基本与上述类似。一次可采血 10～20ml。

2. 股动脉采血

股动脉采血是犬动脉采血最常用的方法之一。将犬麻醉后仰卧固定于犬手术台上，使其后肢向外伸直，暴露腹股沟动脉搏动的部位，剪去被毛，皮肤消毒。左手探摸股动脉跳动的部位，并固定好血管，右手将针头由动脉搏动处直接刺入血管，若刺入动脉，可见鲜红血液流入注射器；有时需要微微转动针头或上下移动针头，方见鲜血流入。采血完毕用棉球压迫止血。

3. 颈静脉采血

将犬麻醉后侧卧位固定于手术台上，剪去颈部被毛，对其皮肤消毒。将犬的颈部拉直，尽量后仰。左手压住颈静脉近心端的皮肤，使颈静脉扩张，针头沿血管平行方向刺入血管。由于此静脉在皮下易滑动，针刺时除了固定好血管外，刺入位置也要准确。采完血用棉球压迫止血。此方法采血量较大。

第七节　实验动物的处死方法

当动物实验需要采集动物组织、器官进行检测，或动物出现了不能治愈的疾病时，需要终止动物的生命。应根据动物实验的目的、实验动物品种（品系），以及需要采集标本的部位等因素选择不同的处死方法。无论哪一种方法，都应遵循安乐死原则。

实验动物的安乐死是指在不影响动物实验结果的前提下，用公众认可的人道方式处死动物，使实验动物短时间内在没有惊恐和痛苦的状态下死亡。这种方法不会因刺激使动物产生肉体疼痛，或精神上的痛苦、恐怖、不安及抑郁，避免造成其他动物的恐惧感。

一、犬、家兔、豚鼠的处死方法

犬、家兔、豚鼠采用过量麻醉和空气栓塞法处死。当实验操作完成，可通过静脉或者腹腔注射麻醉药物使动物死亡，也可通过静脉注射空气，造成空气栓塞使动物窒息死亡。

二、大鼠和小鼠的处死方法

大鼠和小鼠采用颈椎脱臼法处死。此法是将实验动物的颈椎脱臼，断离脊髓致死，是大鼠、小鼠常用的处死方法。操作时，实验人员用左手抓住鼠尾根部并将其提起，放在鼠笼盖或其他粗糙面上，用右手的拇指、食指用力向下按压鼠头及颈部，抓住鼠尾的那只手用力拉向后上方，造成鼠颈椎脱臼，脊髓与脑干断离，使其立即死亡。

三、蛙类的处死方法

蛙类采用破坏脑脊髓法处死。此法是先将蛙用湿布包住，露出头部，左手执蛙，并用食指按压其头部前端，拇指按压背部，使头前俯，右手持探针，由凹陷处垂直刺入，刺破皮肤即枕骨大孔。这时将探针尖端转向头方，向前深入颅腔，然后向各方向搅动，捣毁脑组织。再把探针由枕骨大孔刺入，并转向尾方，刺入椎管，以破坏脊髓。衡量脑和脊髓是否完全被破坏，可检查动物四肢肌肉的紧张性是否完全消失。由于蟾蜍两侧耳部有凸起的毒腺，在处死蟾蜍的操作过程中要防止毒腺分泌物射入眼中。

四、其他处死方法

二氧化碳吸入处死法。二氧化碳是实验动物常用的吸入性安乐死药剂，大量吸入可导致动物中毒死亡。这种方法可降低动物死前的焦虑。吸入浓度为 40% 的二氧化碳时，会很快达到麻醉效果。此法多用于处死家兔、小型猪等动物。

异氟烷吸入处死法。让实验动物吸入大量的麻醉气体而中毒死亡。异氟烷需配合其他麻醉剂使用，对操作者来说很安全，处死动物的效果很确切。

五、注意事项

处死实验动物时应注意，要确认实验动物已经死亡，通过观察实验动物呼吸、心跳、瞳孔、神经反射等指征，对其死亡做出综合判断。处死动物后，将动物尸体放入专用的冷藏库保存，最后集中焚烧，进行无害化处理。

第八节　常用手术的基本操作技术

常用手术的基本操作（以家兔手术为例）如下所述。

一、麻醉

1. 给药方法

（1）静脉注射：家兔静脉注射的常用部位为耳缘静脉。兔耳的外缘血管为静脉，其中央的血管为动脉。将家兔放入固定盒中，仅露出头部及两耳，或者由助手固定兔身和兔头。操作者拔去耳缘静脉部位的被毛，对其皮肤进行消毒，晾干。用手指轻轻按摩兔耳，使耳缘静脉充血，或用食指和中指夹捏耳缘静脉的耳根端，用拇指和无名指夹捏耳缘静脉的末梢，使注射部位的血管充盈。右手在耳缘静脉末梢端将注射器针头刺入血管，左手的拇指和食指固定针头和兔耳，注射给药。静脉麻醉时，常先缓慢注射麻醉药物总量的3/4，如果此时动物的瞳孔缩小到原有的1/4，肌肉松弛，呼吸减慢，角膜反射迟钝，表明药物已经足量。如果动物麻醉体征不明显，则停止1min后，每20s注射少量麻醉药物，直至总量注射完为止。

（2）腹部注射：用腹腔的注射的方式麻醉时，家兔腹部朝上，操作者一只手将注射针头刺入家兔下腹部腹中线稍外侧，注射针头与皮肤呈45°夹角，若针头通过腹肌后抵抗消失，应保持针头不动，轻轻注入麻醉剂。

2. 注意事项

给实验动物实施麻醉术时，一定要注意方法的可靠性，根据不同的实验动物选择适合的方法，特别是较贵重的大型动物。动物的品种、年龄和体重都会影响给药剂量和麻醉效果。

（1）动物麻醉前宜禁食，一般宜禁食8～12h。

（2）配制的药物浓度要适中，便于计算给药量。对不同的实验动物，配制的麻醉药物浓度不同。

（3）麻醉剂的用量除了参照一般标准外，还应考虑个体对药物的耐受性，而且体重与所需剂量的关系也并不是绝对成正比的。动物的健康、年龄、性别也影响给药剂量和麻醉效果。一般来说，衰弱和过胖的动物，其单位体重所需剂量较小。在使用麻醉剂过程中，随时检查动物的反应情况，尤其是采用静脉注射时，不能仅按体重计算出的用量匆忙进行注射。

（4）在麻醉期间，要对动物采取保温措施。麻醉期间，动物的体温调节功能往往受到抑制，体温下降，对实验的准确性有所影响。此时常需采取保温措施。无论用哪种方法都要根据实际情况而定。

（5）静脉注射时应坚持先快后慢的原则，避免动物因麻醉过深而死亡。麻醉过深时，最易观察到的现象是实验动物的呼吸减慢甚至停止，但仍有心跳。因此，可用手有节奏地压迫和放松胸廓，以保证肺通气。

（6）腹腔注射注意针头位置，应防止把针头刺入肠、肝、膀胱等内脏器官。针头刺入后需要轻轻回抽，确定无肠内容物、尿液或血液被抽出后再推药。

（7）控制麻醉深度。在动物实验中，往往需要将动物麻醉后才能进行各种手术和实验，麻醉深度要适宜，并且在整个实验过程中要保持恒定。不同麻醉药有不同的药理作用和副作用，应根据实验要求和动物种类选择合适的麻醉药。

家兔备皮和术前消毒参见本章第三节。

二、皮肤切开、组织分离与止血

1. 皮肤切开

（1）切口选择：靠近病变部位，最好能直接到达手术区域，并根据手术需要延长扩大，切口应避开血管、神经和腺体，以免影响手术组织和器官的功能。

（2）紧张切开：实验操作者和助手徒手或使用手术器械在较大的皮肤切口两侧或上、下侧将皮肤展开固定，或由操作者在切口两旁将皮肤撑紧并固定。手术刀刃与皮肤垂直，用力均匀地一刀切开至所需长度和深度。但是要避免多次切割，以免切口边缘参差不齐，影响创面的吻合及术后的愈合。

（3）皱襞切开：在切口下面有血管、神经、分泌管和其他器官，而皮下组织较为疏松，为了使皮肤切口位置正确并且不损伤其皮下组织，操作者与助手应在预定切线两侧，用止血钳或镊子提拉皮肤呈垂直皱襞状，并垂直切开。

2. 组织分离

（1）肌肉切开：要沿着肌纤维方向用手术刀柄或手指分离肌纤维，少切断，以减少损伤，这有利于伤口术后的愈合。

（2）膜切开：在进行深处筋膜分离时，应避免损伤深层血管和神经。可先切一小口，用止血钳钝性分离张开，再进行剪开。

（3）组织暴露：手术操作中，可借助拉钩帮助暴露内部组织器官。助手在旁边应跟进手术过程，及时调整拉钩的位置、方向和力度。同时也可利用大的纱布条或者纱布块将其他组织脏器从手术野推开，增加显露度。

3. 止血

（1）压迫止血：在毛细血管渗血和小血管出血时，如果机体凝血功能正常，则压迫出血处片刻，出血即可自行停止。为了提高压迫止血效果，可选用 0.1% 肾上腺素浸湿纱布块，拧干后进行压迫止血。在止血时必须按压，不可擦拭，避免损伤组织或使血栓脱落。

（2）钳夹止血：利用止血钳最前端夹住血管的断端。钳夹方向应尽量与血管垂直，钳住的组织要少，不可大面积地钳夹。

（3）结扎止血：用棉线绕过止血钳所夹住的血管及少量组织来结扎。在结扎的同时，助手协助适当松开止血钳，在结扣收紧时则可完全松开。结扎时注意力度应适当。

三、神经、血管与气管分离术

1. 气管暴露术

用手术刀沿颈部正中线从甲状软骨处向下至靠近胸骨上缘做一切口（根据动物情况决定切口长度）。切开皮肤后，以气管为标志，从正中线用止血钳钝性分离颈部正中的肌群和筋膜，即可暴露气管，分离食管与气管。

2. 颈总动脉分离术

正中切开皮肤及浅筋膜，暴露肌肉。将肌肉层与皮下组织分开，此时可在颈正中部位清晰地看见两层肌肉：一层与气管平行，覆于气管上，为胸骨舌骨肌；其上又有一层肌肉呈 V 形走行，向左、右两侧分开，此层为胸锁乳突肌。用镊子轻轻夹住一侧的胸锁乳突肌，用止血钳在两层肌肉的交接处（即 V 形沟内）将它们分开（注意切勿在肌肉中分，以防出血）。在沟底部即可见到搏动的颈动脉鞘。用眼科镊（或蚊式止血钳）细心剥开鞘膜，避开鞘膜内神经，分离出 3～4cm 长的颈总动脉。

3. 颈部迷走、交感、减压神经分离术

实验者在实验动物的颈部找到颈总动脉鞘，将颈总动脉附近的结缔组织薄膜夹住，并轻轻地拉向外侧，使薄膜张开，即可见薄膜上数条神经。根据各条神经的形态、位置和走向等特点辨认神经：迷走神经最粗，外观最白，位于颈总动脉外侧，易于识别；交感神经比迷走神经细，位于颈总动脉的内侧，呈浅灰色；减压神经细如发丝，位于迷走神经和交感神经之间。家兔的减压神经是一独立的神经，沿交感神经外侧后行走，但人和犬的减压神经并不单独行走，而是行走于迷走神经、交感干中。

4. 颈外静脉暴露术

颈外静脉浅，位于颈部皮下，其属支为外腭静脉和内腭静脉。在颈部正中切口后，将颈部皮肤拉向外侧，在胸锁乳突肌外缘，即可见粗而明显的颈外静脉。

四、各种插管技术

1. 气管插管术

暴露气管后，在气管中段、甲状软骨下 1cm 处横向切开气管前壁，再向头端做一小纵切口，使切口呈倒 T 形。用镊子夹住切口的一角，将适当口径的气管套管由切口朝向心端插入气管腔内。用线扎紧后，再将结扎线固定于 Y 形气管插管分叉处，以防止气管套管脱出。

2. 颈总动脉插管术

我们常在颈总动脉处测量颈动脉压。在插管前须选用口径适宜的动脉套管并在其内充满肝素以抗凝，将颈总动脉远心端结扎。结扎点尽量靠近远心端，近心端用动脉夹夹住。另一端线头打一活扣，置于动脉夹与远心端结扎线之间。插管时用左手的拇指和中指拉住远心端的结扎线头，小指从血管背后轻扶血管；右手持眼科剪，使之与血管呈 45° 夹角，在紧靠远心端结扎线处，剪开动脉壁周径 1/3 左右（若重复剪易造成切线不齐，插管时易造成动脉内膜内卷或插入层间而失败）。然后，手持动脉套管，向心脏方向插入动脉内，用细线扎紧并在套管分叉处做结扎固定。最后将动脉套管适当固定，以保证测压时血液在套管内通畅。

3.　颈外静脉插管术

颈外静脉可用于注射、输液和中心静脉压的测量，其血管套管插入方式与股静脉类似。以下简要介绍用于中心静脉压测量的插管。

在插管前先将动物肝素化，并在连接静脉压减压计的细塑料导管内填充抗凝剂。在导管上 5~8cm 处做记号。导管准备好后，先将静脉远心端结扎，靠近结扎点做一个向心性的剪口。将导管插入剪口，然后一边拉结扎线头，使颈外静脉与颈矢状面、冠状面各呈 45° 夹角。一边轻柔地向近心端缓慢插入，遇有阻抗即退回改变角度重插，切不可硬插（易插破静脉进入胸腔）。插管一般达到导管上记号为止，此时可达右心房入口处。若插管成功，则可见静脉压减压计水平面漂浮于中心静脉压数值附近，随呼吸而上、下波动。

4.　股动脉插管术

用动脉夹夹住股动脉近心端，用线结扎远心端。牵引此线，在贴近远心端结扎处剪开血管，向心插入动脉套管，结扎固定，为后续实验放血或注射液体做准备。

5.　股静脉插管术

股静脉插管术除不需要动脉夹外，基本与股动脉插管术相同。然而，因静脉于远心端结扎后静脉塌陷呈细线状，故较难插管。可试用静脉充盈插管法，即在股静脉近心端用血管夹夹住（也可用线提起），活动动物肢体使股静脉充盈，股静脉远心端结扎线打一活扣，待操作者剪口插入套管后，再由助手迅速扎紧。

五、腹部手术

1.　固定

将家兔以仰卧位固定于手术台上，下腹部放正拉直。

2.　麻醉

① 全身麻醉：用 25% 乌拉坦做全身麻醉，注射剂量为 4ml/kg，麻醉后做备皮和术前消毒。

② 局部麻醉：先做备皮和术前消毒。然后在上腹部正中皮下注入 1% 盐酸普鲁卡因，做局部浸润麻醉。

3.　上腹部手术

找到胸骨剑突，在剑突正中向下做一 5cm 长的皮肤纵切口，分层局部麻醉，再沿着腹白线打开腹腔，可见位于右肋弓下的红褐色肝脏。辨认肝脏后，将肝轻轻往下牵拉，可见肝与膈肌相连的镰状韧带；将肝向上提起，可见肝与胃相连的肝胃韧带，沿胃下端可找到与之相连的十二指肠。

4.　下腹部手术

在耻骨联合上缘沿正中线向上做一 5cm 长的皮肤切口，用止血钳逐层分离皮下组织和肌肉。沿腹白线切开暴露腹腔，将膀胱轻轻向外向下拉出，可暴露膀胱，仔细辨认输尿管，并将输尿管与周围组织轻轻分离，避免出血。

5. 完全暴露腹腔手术

用手术剪从耻骨联合处沿腹中线剪开腹膜和肌膜，直至胸骨剑突处。将腹肌翻向左右两侧，上可见肝、肺，下可见胃、肠；将胃翻开可见脾，将肠道推至一侧，可暴露肾和肾上腺。

6. 腹腔闭合

腹腔手术完毕后，如需暂时闭合腹腔，可用组织钳夹闭腹壁；如需完全闭合腹腔，可直接缝合腹壁。闭合腹腔可避免实验过程中动物出现挣扎或其他情况时内脏外溢。腹腔闭合后，可用38℃生理盐水浸泡的纱布遮盖腹部切口，以保持腹腔内温度，避免体内水分的过度流失。要注意观察家兔的呼吸、心率的变化，同时检查角膜反射。

六、外科打结法

打结是外科手术操作中一项十分重要的技术，也是最基本的操作之一，它贯穿在外科基本操作的整个过程。动物实验需要制备不同模型，有些需要对实验动物进行手术后观察或继续给药治疗，所以能否正确熟练地进行术后打结，直接关系到手术、动物模型及整个动物实验的成败。

（一）结的种类

结的种类如图 4-3 所示。

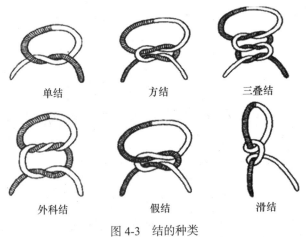

图 4-3   结的种类

1. 单结

单结为各种结的基本结，只绕一圈，不牢固，偶尔在皮下非主要出血部位结扎时使用，其他情况下很少使用。

2. 方结

方结也叫平结，由方向相反的 2 个单结组成（第二单结与第一单结方向相反），是外科手术中主要的结扎方式。其特点是，结扎线来回交错，着力均匀；打成后越拉越紧，不会松开或脱落，因而牢固可靠。方结多用于较小血管和各种缝合的结扎。

3. 三叠结

三叠结又称三重结，就是在方结的基础上再重复第一个结，并且第三个结与第二个结的方向相反，以加强结扎线间的摩擦力，防止线松散滑脱。因此，三叠结牢固可靠，常用于较大血管和较多组织的结扎，也可用于张力较大组织的缝合。尼龙线、肠线的打结也常用此结。三叠结的缺点为组织内的结扎线头较大，使较大异物遗留在组织中。

4. 外科结

第一个线扣重绕两次，使线间的摩擦面及摩擦系数增大，从而增加了安全系数，然后打第二个线扣时不易滑脱和松动，比较牢固，用于较大血管和组织张力较大部位的结扎，但因麻烦及费时，手术中极少采用。

5. 假结

假结又名顺结、十字结。结扎后易自行滑脱和松解。构成两单结的方向完全相同，手术中不宜使用，尤其是结扎重要部位时忌用。

6. 滑结

滑结是由两个方向相反的单结构成。如果操作者动作不熟练，双手用力不均，致使结线彼此垂直重叠无法结牢而形成滑结，而不是方结。应注意避免滑结，改变拉线力量及方向可避免滑结。手术中不宜采用此结，特别是在结扎大血管时应力求避免使用。

（二）打结方法及技术

打结的方法可分为单手打结法（图 4-4）、双手打结法（图 4-5）及器械打结法（图 4-6）3 种。

1. 单手打结法

简单、迅速，左右两手均可进行，应用广泛，但操作不当易成滑结。打结时，左手持线，右手打结，主要运用拇指、食指、中指。凡持线、挑线、钩线等动作必须运用手指末节近指端处，才能做到迅速有效。拉线打结时要注意线的方向。打结的那只手所持的线要短些。此法适用于各部位的结扎。

2. 双手打结法

双手打结法较单手打结法更为可靠，不易滑结。双手打结法较单手打结法复杂，除用于一般结扎外，对深部或张力较大的组织缝合结扎较为可靠、方便。此法适用于深部组织的结扎和缝针。

3. 器械打结法

此种打结法用止血钳或持针器打结，简单易学，适用于深部、狭小手术野的结扎，或缝线过短用手打结有困难时。优点为：可节省缝线，节约穿线时间，并且不妨碍视线。其缺点是：当对张力较大的组织进行缝合时，第一结易松滑，需助手辅助才能扎紧。防止松滑的办法是改变结的方向，或者助手给予辅助。

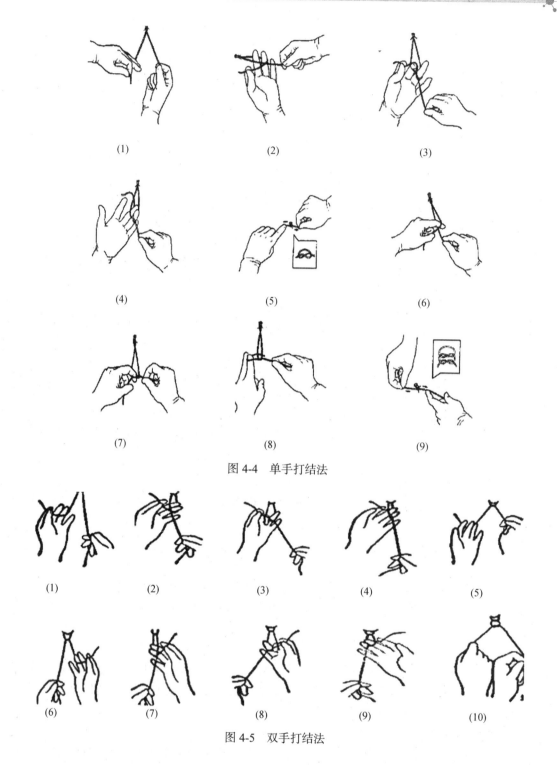

(1)　　　　　　　　　　(2)　　　　　　　　　　(3)

(4)　　　　　　　　　　(5)　　　　　　　　　　(6)

(7)　　　　　　　　　　(8)　　　　　　　　　　(9)

图 4-4　单手打结法

(1)　　　　　(2)　　　　　(3)　　　　　(4)　　　　　(5)

(6)　　　　　(7)　　　　　(8)　　　　　(9)　　　　　(10)

图 4-5　双手打结法

（三）注意事项

（1）打结应在直视下进行。

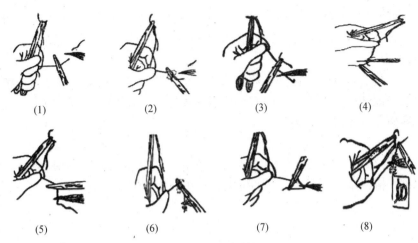

图 4-6　器械打结法

（2）打结时，要选择质量好的粗细合适的线。干线易断，结扎前线应用生理盐水浸湿，线湿后能增加线间的摩擦力，增加拉力。

（3）无论用何种方式打结，第一结与第二结的方向不能相同。要打成一方结，两道打结方向就必须相反。开始打第一结时，线处于平行状态，结扎后双手交叉，向相反方向拉紧缝线。打第二结时，双手不交叉。若第一结开始结扎前，线已处于交叉状态，则结扎后双手不交叉，拉紧缝线，第二结结扎后双手再交叉。

（4）在两手打结的过程中，两手的用力一定要均匀一致，否则可能导致滑结。

（5）打结后线收紧时要求三点（即两手用力点与结扎点）成一直线，两手的反方向力量相等，每一结均应放平后再拉紧。如果未放平，可于线尾交换位置，忌使之呈锐角，否则稍一用力即被折断；不能成角向上提拉，否则易使结扎点撕裂或线结松脱。应双手平压使三点成一直线。

（6）结扎时，两手的距离不宜离结太远，最好用一手指按在结上，徐徐拉紧，用力缓慢、均匀。如果用力过猛或突然用力，均易将线扯断或因线未扎紧而滑脱。

（7）打第二结扣时，注意第一结扣不要松弛，必要时可用一把止血钳压住第一结扣，收紧第二结扣时，再移去止血钳；或第一结扣打完后，双手稍带力牵引结扎不松开也可。

七、缝合与拆线

1. 间断缝合

缝合时，缝针引入缝线，于创面边缘一侧垂直刺入，于对侧相应的部位穿出打结。每缝一针，打一次结。缝合要求创面边缘密切对齐合拢。缝线距创面边缘距离应根据具体实验动物的皮肤厚度来定。打结部位均在创面切口的一侧，防止压迫切口。

2. 连续缝合

单纯连续缝合时，用一条长缝线自始至终连续地缝合一个创口，最后打结。第一针和打结操作与间断缝合相同，以后每缝一针前，都要对齐合拢创面切口边缘，避免形成皱褶。使用同一缝线以等距离缝合，拉紧缝线，最后留下线尾，在一侧打结。

3. 荷包缝合

荷包缝合又称袋口缝合，像烟袋荷包周围的系带。方法是围绕开口处做连续缝合，在从荷包处将组织或残端向内翻入的同时，拉紧缝线打结。此种缝合可以减少污染和促进愈合，并使暴露面保持光滑。

4. 缝线拆除

在手术完成之后，根据实验动物的恢复情况选择拆线的时间，一般在术后 7d 进行拆线。拆线应该严格遵循外科手术拆线的要求，防止动物组织被感染。

第一节　动物实验常用手术器械及使用方法

动物机能学实验常用手术器械与医学外科手术器械大致相同，包括以下几种（图 5-1）。

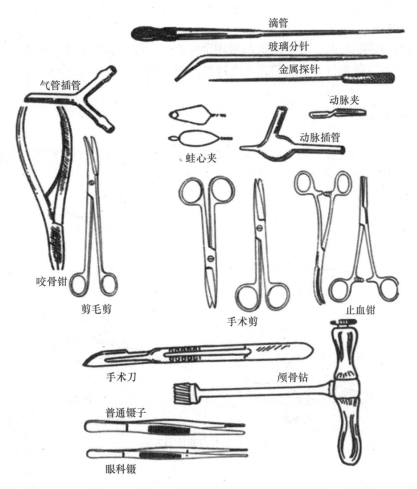

图 5-1　动物实验常用手术器械

一、玻璃分针

玻璃分针是专用于分离神经与血管的工具，其尖端圆，直头或弯头，分离时不易损坏神经和血管。需要注意的是，玻璃分针尖端容易被碰断，折断的尖端会损伤组织。因此，使用玻璃分针应小心谨慎，发现尖端破碎要及时更换，不可再用。持玻璃分针的姿势与执笔式相同。

二、刺激电极

刺激电极的种类很多，在生理实验中常用的有普通电极、保护电极等。

1. 普通电极

刺激离体的组织时常用普通电极。这种电极的金属丝嵌装在有机玻璃套内，前端裸露少许金属丝，用以接触组织。

2. 保护电极

刺激在体深部组织时，避免电流刺激周围组织，常需用保护电极。这种电极的金属丝包埋在绝缘套内，前端仅有一侧槽露出电极丝，用于刺激组织。

三、手术刀

手术刀用于切开皮肤、组织或脏器。根据手术部位与性质，可以选用不同型号的手术刀和刀柄。常用的持刀方法有以下 4 种（图 5-2）。

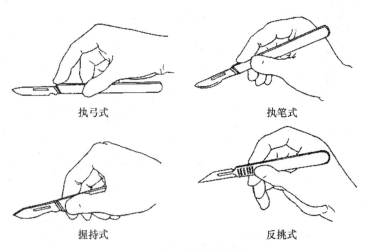

图 5-2　手术刀的持刀方法

1. 执弓式

执弓式是一种常用的持刀方法，动作范围广而灵活，用于腹部、颈部或股部的皮肤切口。

2. 执笔式

此法用力轻柔而操作精巧，用于切割短小而精确的切口，如解剖神经、血管，或者做腹部小切口等。

3. 握持式

握持式常用于切割范围较广、用力较大的切口，如截肢、切开肌腱、切开较长的皮肤等。

4. 反挑式

此法是执笔式的一种转换形式，刀刃向上，常用于向上挑开组织，以免损伤深部组织。

手术刀片的装载和卸取：安装时，用持针钳夹持刀片前端背侧，将刀片与刀柄槽对合，向下嵌入；取下时，再以持针钳夹持刀片尾端背侧，稍稍提起刀片，向上顺势推下。常见手术刀片的装载和卸取方法如图 5-3 所示。

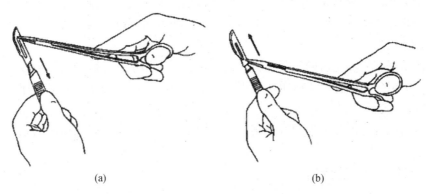

(a)　　　　　　　　　　　　　　　(b)

（a）刀片的装载；（b）刀片的卸取

图 5-3　手术刀片的装载和卸取

四、手术剪

手术剪分为尖头剪和钝头剪。其尖端还有直头、弯头之别。尖头剪用于剪切敷料、人体表皮组织或软组织；钝头剪用于剪切组织。生理学实验习惯于用弯头手术剪剪毛。另外，还有一种小型手术剪，称眼科剪，主要用于剪血管或神经等柔软组织。眼科剪也有直头与弯头之分。正确的执剪姿势如图 5-4（a）所示，即用拇指与无名指持剪，食指置于手术剪的上方。

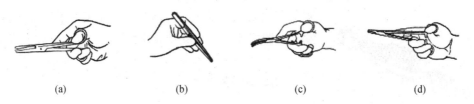

(a)　　　　　　　(b)　　　　　　　(c)　　　　　　　(d)

（a）手术剪的握持；（b）手术镊的握持；（c）止血钳的握持；（d）持针器的握持

图 5-4　持针器的分类和使用方法

五、镊

手术镊主要用于夹持、牵拉皮肤或肌肉组织，以便辅助组织分离、剪断或缝合。眼科镊用于夹持细软组织。手术镊有圆头、尖头两种，又有直头和弯头，有齿和无齿之别，而且长短不一，大小不等，可根据手术需要选用。通常有齿镊主要用于夹持较坚韧或较厚的组织，如皮肤、筋膜、肌腱等；无齿镊主要用于夹持较细软的组织，如血管、黏膜等。正确的执镊姿势如图 5-4（b）所示，类似于执笔式，较为灵活方便。

六、止血钳

止血钳主要用于分离组织和止血，不同类型的止血钳又有不同的用途。执止血钳的姿势与执剪刀的姿势相同，如图 5-4（c）所示。常用止血钳有以下两种：

1. 直止血钳

直止血钳分有齿和无齿两种类型：无齿止血钳主要用于夹住浅层出血点以止血，也可用于浅部的组织分离；有齿止血钳主要用于强韧组织的止血或提起皮肤等操作。

2. 弯止血钳

弯止血钳也分有齿和无齿两种类型，主要用于深部组织或内脏出血点的止血。

七、持针器与缝合针

持针器是专门咬合缝合针的一种器械，其推拿方式与止血钳相似［图 5-4（d）］。在机能学实验中，持针器只用于咬合各类缝针，一般无其他用途。缝合针针型分为圆针、角针、铲针、直针等，弧度分为 1/2、3/8 等。缝合针的大小粗细用数字表示，一般是从 3 到 13，3 号针代表的直径是 0.3mm。实验中常用的是圆针和角针。圆针的边缘呈圆钝样构型，用于缝合组织结构。角针边缘锋利，除具有穿刺功能外，还具有切割的作用，因此仅用于缝合皮肤组织。缝合针须配合持针器一起使用，切不可用手拿住缝合针进行各种缝合操作。

八、咬骨钳

咬骨钳主要用于咬切骨组织。如打开颅腔或骨髓腔等。咬骨钳有剪刀式、小碟式和双关节咬骨钳。剪刀式、小碟式咬骨钳适用于剪开骨片，双关节咬骨钳适用于咬断骨组织。

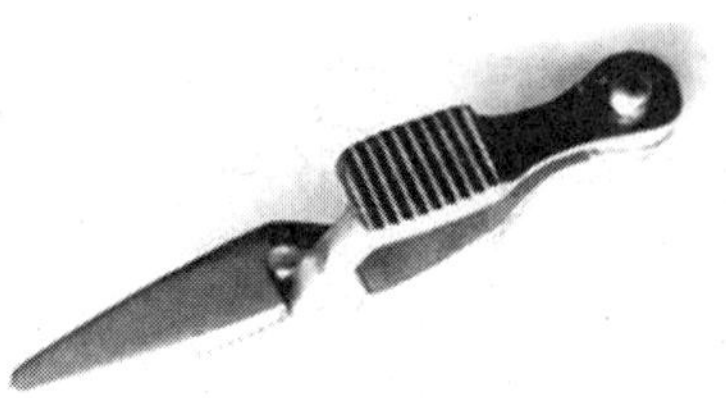

图 5-5　动脉夹

九、动脉夹

动脉夹主要用于小鼠、大鼠、家兔和犬的动脉、静脉止血（图 5-5）。

十、三通管

三通管由单向活瓣和弹性堵头组成（5-6）。

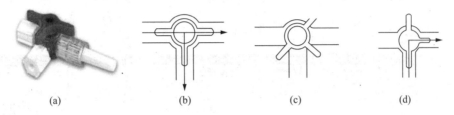

(a)　　　　　　　(b)　　　　　　　(c)　　　　　　　(d)

（a）三通管；（b）所有通道都打开；（c）所有通道关闭；（d）一侧通道打开

图 5-6　三通管及其通道情况

十一、动脉插管

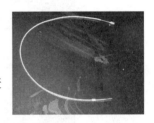

动脉插管就是将管插入动脉或静脉血管里，方便通过此管进行血压测定或输入药物、营养液等，实物如图 5-7 所示。

图 5-7　动脉插管

第二节　BL-420F 生物机能实验系统

BL-420F 生物机能实验系统是一种智能化的四通道生物信号采集、显示与数据处理系统。它具有记录仪＋示波器＋放大器＋刺激器＋心电图仪等传统的机能学实验常用仪器的全部功能，并且具有传统仪器所无法实现的数据分析能力。

使用生物机能实验系统的目的就是观察、记录和处理各种生物机体内或离体器官中探测到的生物电信号，以及张力、压力、温度等生物体非电信号的波形。

一、BL-420F 生物机能实验系统整体介绍

（一）启动软件

进入电脑桌面操作系统。用鼠标双击桌面上"BL-420F 生物机能实验系统"快捷图标，即可以启动该软件，进入 BL-420F 生物机能实验系统的主界面。

（二）主界面

主界面从上到下依次分为标题条、菜单条、工具条、波形显示窗口、数据滚动条及反演按钮区、状态条 6 个部分；从左到右主要为标尺调节区、波形显示窗口和分时复用区 3 个

部分。在标尺调节区的上方是通道选择区，其下方是标记区。分时复用区包括控制参数调
节区、显示参数调节区、通用信号显示区、专用信号显示区和刺激参数调节区 5 个分区，
它们共享屏幕右边相同的一块显示区域，可通过分时复用区底部的 5 个按钮进行切换。此
外，可通过拖动左、右视分隔条，将波形显示窗口分为两部分，以便同时显示以前记录
的波形和实时观察到的生物波形。生物信号采集与分析软件的主界面如图 5-8 所示。

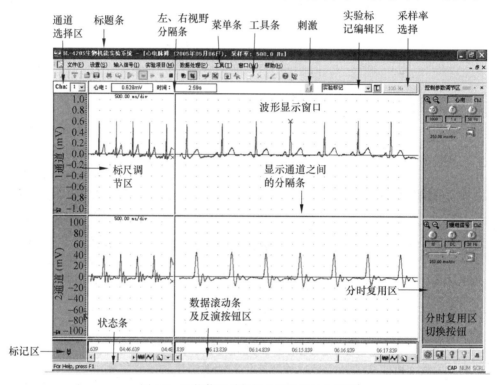

图 5-8　生物信号采集与分析软件的主界面

BL-420F 软件主界面上各部分功能清单如表 5-1 所示。

表 5-1　生物信号采集与分析软件主界面上各部分功能一览表

名称	功能	备注
标题条	显示软件的名称及实验相关信息	软件标志
菜单条	显示所有的顶层菜单项，您可以选择其中的某一菜单项，并可以弹出其子菜单，最底层的菜单项代表一条命令	菜单条中一共有 8 个顶层菜单项
工具条	一些最常用命令的图形表示集合，它们使常用命令的使用变得方便与直观	共有 22 个工具条命令
左、右视野分隔条	用于分隔左、右视野，也是调节左、右视野大小的调节器	左、右视野面积之和相等
实验标记编辑区	用于编辑实验标记，选择实验标记，然后将选择的实验标记添加到波形曲线旁边	包括标记选择列表和打开标记编辑对话框按钮
标尺调节区	选择标尺单位及调节标尺基线位置	
波形显示窗口	显示生物信号的原始波形或数据处理后的波形，每一个显示窗口对应一个实验采样通道	
显示通道之间的分隔条	用于分隔不同的波形显示通道，也是调节波形显示通道高度的调节器	4 个显示通道的面积之和相等

续表

名称	功能	备注
分时复用区	包含硬件参数调节区、显示参数调节区、通用信息区、专用信息区和刺激参数调节区 5 个分时复用区域	这些区域占据屏幕右边相同的区域
标记区	用于存放标记和选择标记	标记在光标测量时使用
时间显示窗口	显示记录数据的时间	在数据记录和反演时显示
数据滚动条及反演按钮区	用于实时实验和反演时快速数据查找和定位，可同时调节 4 个通道的扫描速度	
切换按钮	对 5 个分时复用区进行切换	
状态条	显示当前系统命令的执行状态或一些提示信息	

（三）工具条

工具条和命令菜单的含义相似，它是一些常用命令的集合。工具条上的每一个按钮对应一条命令，当工具条按钮以灰色效果出现时，表明该工具条按钮当前不可使用，下面将详细说明各工具条功能（图 5-9）。

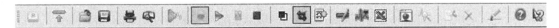

图 5-9　工具条

系统复位　选择系统复位命令，对 BL-420F 生物机能实验系统的所有硬件及软件参数进行复位，即恢复到初始状态。

拾取零值　选择拾取零值命令，在系统运行和传感器无法调零情况下，软件强行将其信号回归至零位。

打开反演数据文件　该命令与"文件"菜单中的"打开"命令功能相同，可打开存储在计算机内的原始实验数据文件，进行反演。

另存为　该命令用于将正在反演的数据文件另存为其他名字的文件。

打印　该命令用于通道显示波形的打印。

打开上一次实验设置　该命令与"文件"菜单中的"打开上一次实验设置"命令功能相同，在需要重复上一次的相同实验而不想进行烦琐的设置时，选择该命令，计算机将自动把实验参数设置成与上一次实验相同的参数，并且自动启动数据采集与波形显示。

记录　该命令是一个双态命令。双态命令是指每执行该命令一次，其所代表的状态就改变一次，它就好像是一盏电灯的开关，这种命令通过按钮标记的不同变化来表示两种不同的状态。当记录命令按钮的红色实心圆标记处于蓝色背景框内时，说明系统现在正处于记录状态，否则系统仅处于观察状态而不进行观察数据的记录。

启动　选择该命令，将启动数据采集，并将采集到的实验数据显示在计算机屏幕上；如果数据采集处于暂停状态，选择该命令，将继续启动波形显示。

暂停　选择该命令后，将暂停数据采集与波形动态显示。

停止实验　选择该命令将结束当前实验，同时发出"系统参数复位"命令，使整个系统处于开机时的默认状态，但该命令不复位已设置的屏幕参数，如通道背景颜色、基线显示开关等。

■切换背景颜色　选择该命令，显示通道的背景颜色将在黑色和白色这两种颜色中切换。

■格线显示　该命令是一个双态命令，当波形显示背景没有标尺格线时，单击此按钮可以添加背景标尺格线；当波形显示背景有标尺格线时，单击此按钮可以删除背景标尺格线。

■同步扫描　该命令是一个双态命令，当这个按钮按下时，所有通道的扫描速度同步调节，这时，只有第一通道的扫描速度调节杆起作用；当不选择同步扫描时，各个显示通道的扫描速度独立可调。

另外，数据分析通道的扫描速度一般与被分析通道的扫描速度同步调节。

■区间测量　该命令用于测量任意通道波形中选择波形段的时间差、频率、最大值、最小值、平均值、峰值、面积、最大上升速度及最大下降速度等参数，测量的结果显示在通用信息显示区中。

二、BL-420F 生物机能实验系统操作步骤

1. 启动软件

进入 BL-420F 生物机能实验系统的主界面。

2. 设置实验方法

（1）根据实验项目，在实验项目菜单项内直接选择该实验模块。"实验项目"下拉式菜单将被弹出，并启动实验（图 5-10）。

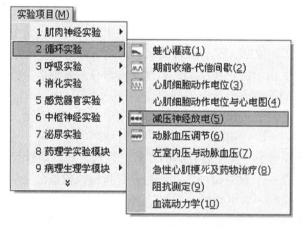

图 5-10　实验项目下拉式菜单

（2）若所要选择的实验项目，实验项目菜单项里没有，则用鼠标单击菜单条上的"输入信号"菜单项，弹出下拉式菜单。移动鼠标，在相应的实验通道中选择输入信号的类型。如需选择多通道输入，则重复以上步骤。根据所选择的实验内容自动设置各个通道的参数。选择好各个通道的信号后，用鼠标单击工具条上的"启动实验"命令开始实验（图 5-11）。

当对某个输入通道选择一种输入信号类型之后，这个实验通道的相应参数就被设定好了，

这些参数包括采样率、增益、时间常数、滤波、扫描速度等。

在实验过程中，如果要以全屏方式显示某通道信号，只需用鼠标双击该通道任意部位，即完成单通道全屏显示；同时也可以通过拖动各通道之间的分隔条任意调节各通道显示区的大小。如要恢复原通道显示大小，用鼠标双击显示区的任意部位即可。

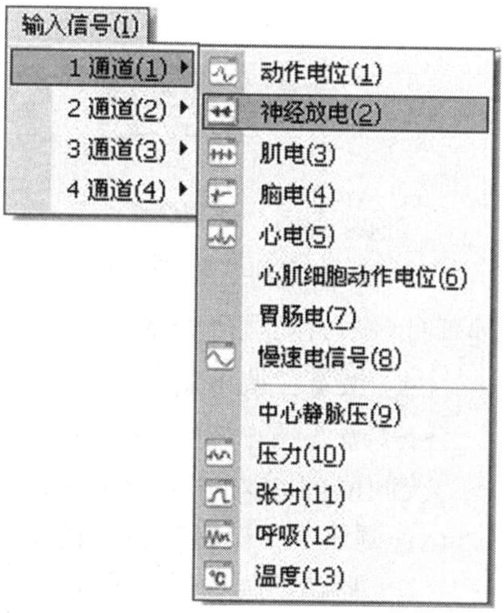

3. 调零和定标

调零是为了消除生物信号放大器正常范围内的零点偏移，即信号整体升高或下降一定值。定标是为了确定引入传感器的生物非电信号和该信号通过传感器后转换得到的电压信号之间的一个比值，通过该比值可以计算传感器引入的生物非电信号的真实大小。

4. 控制参数调节

根据被观察生物信号的大小及波形特点，调节各通道增益、时间常数、滤波以及扫描速度。

增益调节按键，可用于调节通道的放大倍数。

时间常数调节键，调节低频高通滤波，可衰减生物信号中混入的低频噪声。

滤波调节键，调节高频低通滤波，可衰减生物信号中夹杂的高频噪声。

50Hz指对电网所带来的50Hz的干扰波进行滤波。

扫描速度调节键，可移动中间三角调节键改变通道显示波形的扫描速度。

5. 刺激参数调节

其按钮在主界面分时复用区最右边。在实验过程中，需要调节刺激器时，用鼠标单击按钮，此时将弹出"刺激参数调节区"对话框。实验人员可以根据需要调节各项参数，包括模式、方式、波宽、强度等。当需要给标本刺激时，用鼠标单击刺激参数调节区或顶部窗口中的起点刺激按钮。

刺激参数区由3个部分组成，包括基本信息、程控信息、波形编辑（图5-12）。

图 5-11 输入信号下拉式菜单

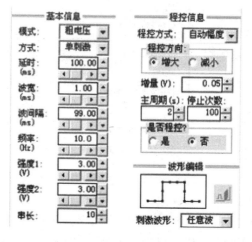

图 5-12 刺激参数区

基本信息是指关于刺激的基本参数。对于每一个参数，采用粗细两级的调节方法，每个参数加上一个调解机构（粗调按钮、微调按钮、参数显示框）称为一个元素（图5-13）。

当对话框元素的粗调按钮与微调按钮变为浮雕形式时，表明该参数此时无效，也不能被调节。某个参数当前的有效性主要由刺激器方式确定。

以下为各个参数的具体介绍。

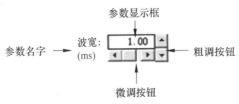

图 5-13　刺激器参数调节元素分解图

（1）模式：有 4 种刺激器模式，分别为粗电压、细电压、粗电流和细电流。

（2）方式：调节刺激器的刺激方式。有 5 种刺激方式可供选择，分别为单刺激（为默认选择）、双刺激、串刺激、连续单刺激和连续双刺激。

（3）延时：调节刺激器第一个刺激脉冲出现的延时，延时的单位为毫秒（ms）。

（4）波宽：调节刺激器脉冲的波宽，波宽的单位为毫秒。

（5）波间隔：调节刺激器脉冲之间的时间间隔（适用于双刺激和串刺激）。

波间隔的时间单位为毫秒，其调节范围为 0～6s。每调节粗调按钮一次，其值改变 0.5ms，调节微调按钮一次，其值改变 0.05ms。波间隔的有效范围还受刺激频率的影响。

（6）强度：调节刺激器脉冲的电压幅度（当刺激类型为双刺激时，则是调节双脉冲中的第一个脉冲的幅度）或电流强度。

电压幅度的单位为伏特（V），其调节范围为 -30～30V。

电流强度的单位为毫安（mA），其调节范围为 0～20mA。

6. 暂停观察

如果要仔细观察正在显示的某段波形，单击工具条上的 "▮" 暂停按钮，此时该段图形将被冻结在屏幕上。如需继续观察扫描波形，单击启动键 ▶ 即可。

7. 实验标记编辑

在实验过程中，对实验图形做标记，如给药或刺激等。

实验标记编辑区包括实验标记选择框和实验标记编辑对话框。

实验标记编辑对话框的功能非常强大，既可以从中选择已有的实验标记，也可以按照自己的需要随时输入，然后按 "Enter" 键确认新的输入，新的输入自动加入到标记组中（图 5-14）。

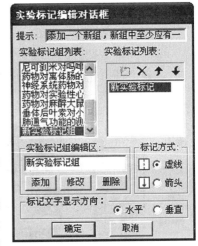

图 5-14　实验标记编辑对话框

如果某个实验模块本身预先设有实验标记组，那么，当选择这个实验模块时，实验标记选择框就会列出这个实验模块中所有预先设定的特殊实验标记。

单击打开实验标记编辑对话框按钮，将弹出实验标记编辑对话框。操作者可以在这个对话框中对实验标记进行预编辑，包括修改原有实验标记组，增加或修改新的实验标记；完成修改后，单击确定键，编辑好的实验标记将自动添加到实验标记选择框中。

8. 结束实验

当实验结束时，用鼠标单击工具条上的 ▮ 停止实验按钮，立刻弹出一个 "另存为" 对话框，提示要给刚才进入的实验数据输入文件名，以后需要看实验结果时，可调出实验数据进行反演。

9. 图形剪辑

在实验或数据反演过程中，按下"暂停"按钮使实验处于暂停状态，此时，工具条上的图形剪辑按钮█由灰色变为彩色，提示该按钮处于激活状态，可进行以下操作：

（1）点击█按钮，将鼠标移到待剪辑图形左上角，按住鼠标左键，将鼠标拖到待剪辑图形右下角，松开鼠标左键，截取的图形自动进入图形剪辑界面。

（2）选择图形剪辑界面右边工具条上的退出按钮█，将返回信号采集主界面。

（3）采集下一段图形时按步骤（1）操作，进入图形剪辑界面后，新的图形将覆盖第一段图形，此时鼠标是手掌形状，可立即将新图形移到空白处。再在空白处点击鼠标左键，使鼠标恢复为箭头状。

（4）重复步骤（2）、（3）操作，剪辑其他波形段的图形，完成所有图形剪辑工作。

（5）图形剪辑完成后，用鼠标单击图形剪辑界面右边图标，进行文字输入、存盘、打印等操作。

10. 退出软件

单击工具条中的停止键█，停止正在采集或反演的数据，再选择生物信号采集与分析软件"文件"菜单中的"退出"命令，即可退出软件。

第三节　HF-12 可移动机能实验平台

HF-12 可移动机能实验平台采用一体化设计方式，同时集成了实验桌、生物采集系统、呼吸系统、测温系统、照明系统及同步演示系统。储物柜能尽可能多地收纳实验设备，防止实验时桌面物品摆放杂乱。实验台表面能防止酸、碱、盐等腐蚀性液体侵蚀桌面，可用于各项医用机能学实验（图 5-15 和图 5-16）。

HF-12 可移动机能实验平台各部分功能清单请参见表 5-2。

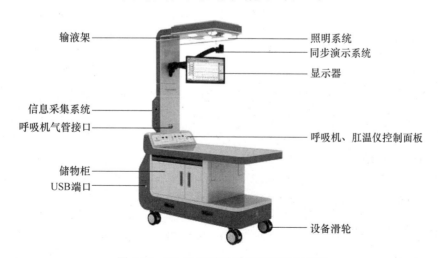

图 5-15　HF-12 可移动机能实验平台正面

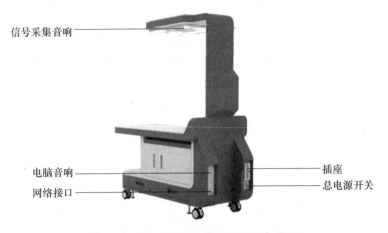

图 5-16　HF-12 可移动机能实验平台背面

表 5-2　HF-12 可移动机能实验平台各部分功能清单

平台模块	功能
信号采集系统	用于收集张力传感器、压力传感器、信号输入线等采集的信号，也能输出刺激信号
输液架	悬挂输液袋等
呼吸机气管接口	连接呼吸机气管
照明系统	4 个光源从 4 个方向照明
同步演示系统	录制实验台的操作过程，同步演示到其他计算机
显示器	显示图像、数据
呼吸机、肛温仪控制面板	呼吸机可替代实验动物自主呼吸功能，肛温仪可用于测体温

一、设备固定和移动

（一）固定

位置选定后，需要进行以下两个操作：①踩下滑轮刹车，以静止实验台；②固定杆顺时针旋转，以支撑定位整个台面。

（二）移动

逆时针旋转 4 个固定杆以解除支撑作用，抬起 4 个滑轮刹车以解除制动，即可移动实验台。

二、开、关机

（一）开机

上拉系统电源总开关后开机。

（二）关机

下拉电源总开关后关闭系统。建议先关闭计算机，再使用系统总开关关机。

三、开、关照明系统

单击照明系统开关进行开关机操作，旋转调光旋钮调节亮度，4个光源从4个方向照明。

四、其他设备及其使用

HF-12可移动机能实验平台除了以上固定模块，还可以根据实验需要，增加如小动物呼吸机、动物肛温仪、信号采集音响、生物信号采集与分析系统、网络接口、USB端口等设备的连接和应用（图5-17）。

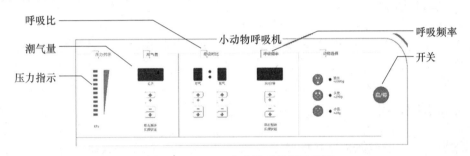

图 5-17　HF-12 小动物呼吸机示意图

1. 小动物呼吸机

适用于大鼠、小鼠、兔、犬等多种实验动物，可精确调节呼吸机的潮气量。

2. 动物肛温仪

适用于大鼠、小鼠，实时精确测量大鼠、小鼠的肛温和环境温度。可与其他实验同步测试。

3. 信号采集音响

可与信号采集系统同步使用，协助完成需同步记录声音的各类实验。

4. 生物信号采集与分析系统

内置BL-420N生物信号采集与分析系统，具备BL-420F生物机能实验系统的全部功能，支持多个实验模块的信号采集与分析功能。

5. 网络接口

通过网络接口，电脑可直接联网使用。

6. USB端口

支持数据的导出和导入，波形数据等可随时通过U盘提取。

第四节　刺激器的使用

生理实验会经常使用刺激器。

选择功能区开始栏中的"刺激器"选择框，打开刺激参数调节视图（图5-18）。

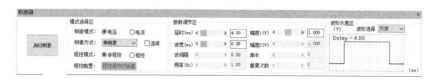

图 5-18　水平放置的刺激器参数调节视图

刺激参数调节视图可以按照垂直方式排列，显示在主显示视图右边；也可以按照水平方式排列，显示主显示视图下部。

水平放置的刺激器参数调节视图从左到右依次分为 4 个部分，包括"启动刺激"按钮、模式选择区、参数调节区和波形示意区。

一、启动刺激

单击启动刺激按钮可以按照刺激器当前设置参数启动 BL-420N 系统硬件，向外输出刺激信号。

二、刺激模式

刺激模式是控制刺激器工作的基本参数，包括电压、电流刺激模式的选择，程序控制、非程序控制刺激方式的选择，连续刺激和单刺激的选择等。

三、参数调节区

参数调节区调节单个刺激的基本参数，包括延时、波宽、幅度、频率等。

四、刺激波形示意

波形示意区显示调节参数后的刺激波形状和参数，为用户提供直观的认识。

第五节　常用换能器

能将生物机体的机械能转换成电能的装置称为换能器。常用的换能器有张力换能器、压力换能器、呼吸流量换能器 3 种（图 5-19）。通过换能器可把生物体的一些机械力或容

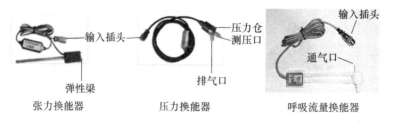

图 5-19　3 种换能器示意图

量转换成电能（电流或电压），以便将此电能输入不同仪器并加以处理，对其所代表的生物信号做深入分析。

一、张力换能器

实验时将肌肉悬挂在悬臂的头端，然后将换能器的输出插头与记录仪的输入插座相连。进入生物信号采集与分析系统主界面，选择实验项目，开始测量。使用时应注意两个事项：①切忌用力弹压弹性悬臂，以免悬臂受损变形，影响记录的精确度。②防止水渗入换能器内，以免造成短路损坏。

二、压力换能器

压力换能器能将压力变化转换为电信号。压力换能器头部是半圆形的透明罩，半圆形罩上有两个排气管。使用前，半圆形罩内需充满液体（如生理盐水、液状石蜡），然后将一端排气管关闭，另一端排气管通过动脉插管、胃压测量器等装置与实验动物相连。实验时将换能器的输出插头与记录仪的输入插座相接，进入生物信号采集与分析系统主界面，选择实验项目，开始测量。使用时应注意两个事项：①压力换能器避免碰撞，轻拿轻放，以免损坏。②如换能器中有血液，可用注射器冲洗。

三、呼吸流量换能器

呼吸流量传感器由压力传感器和呼吸流量头组成，直接插到动物的气管上，测量准确可靠，主要用于动物呼吸波和呼吸流量的测量，可用于兔子和大鼠。量程有$-5\sim+5kPa$和$-10\sim+10kPa$两种。

第六节　恒温平滑肌实验系统

恒温平滑肌实验系统（型号 HW200S/HW201S）（图 5-20）主要用于离体平滑肌生理实验，可调节和维持实验环境（如实验溶液）温度，从而保证离体平滑肌的生理活性，使相关实验顺利进行。

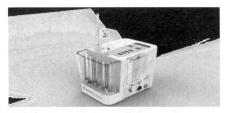

图 5-20　恒温平滑肌实验系统（型号 HW200S/HW201S）

一、恒温平滑肌实验系统操作界面介绍

恒温平滑肌实验系统主机操作界面介绍如图 5-21 所示。
（1）电源指示灯：连通电源后，电源指示灯会亮，仪器即可开始工作。

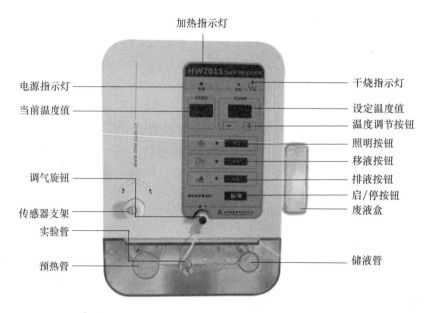

图 5-21　恒温平滑肌实验系统（型号 HW200S/HW201S）操作界面

（2）加热指示灯：指示灯提示系统正在进行水浴加热。

（3）干烧指示灯：指示灯提示系统正处于干烧状态，同时会有蜂鸣音提示使用者。

（4）当前温度值：显示为水浴缸中当前温度，温度显示精度为 0.1℃。

（5）设定温度值：显示为系统设定温度值，温度显示精度为 0.1℃，开始时，系统的默认温度设定为 37℃。

（6）温度调节按钮：按下"＋"或者"－"，设定温度会向上或向下调节 0.1℃，如果长按"＋"或者"－"按钮，系统加快调节速度。

（7）照明按钮：可控制位于实验管旁边的照明灯，方便实验者观察标本。

（8）移液按钮：按下移液按钮不放，可将预热管中液体单向移至实验管中，当液体达到 10ml 刻度时，松开移液按钮，系统停止移动液体。

（9）排液按钮：按下排液按钮，系统将实验管中的废弃营养液移动至储液盒中，当排尽所有的废弃液后，再次按下排液按钮，系统停止排液。系统默认 22s 排液终止。

（10）启 / 停按钮：按下启 / 停按钮，系统自动对水浴池中的液体进行加热。

（11）调气旋钮：调节实验管中进气速度，顺时针为调小，逆时针为调大。

（12）废液盒：收集实验管内排出的废弃营养液。

（13）储液管：实验中可增加预热药液的量，也可单独预热药物或者其他营养液，避免污染预热管。

（14）实验管：标本通过挂钩组件固定在实验管中，水浴和进气管保证恒温富氧的环境，实验管上标有容积刻度，可控制滴入药物浓度。废弃的营养液可通过排液按钮移至废液盒中。

（15）传感器支架：用于固定张力换能器，可升降式收纳，便于放置和运输。

二、恒温平滑肌实验系统主机侧面介绍

恒温平滑肌实验系统主机侧面包括进气口、排液口。

（1）进气口：可外接氧气，最大可达到 0.5MPa；

（2）排液口：当排液阀门开启时，可通过排液口排出水浴池中的水。

三、固定板组件

固定板组件如图 5-22 所示，主要包括样本固定钩、固定夹、通气管、通气钩。各部分主要功能如下：

（1）样本固定钩：用于固定离体平滑肌。

（2）固定夹：用于将固定板组件固定在实验管内。

（3）通气管、通气钩：为实验管内的离体平滑肌提供氧气。

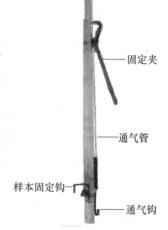

图 5-22　固定板组件示意图

四、平滑肌浴槽

平滑肌浴槽可用来记录离体器官的收缩活动，如实验动物的离体肠、离体子宫等。平滑肌浴槽分为外槽和内槽。内槽（包括实验管、预热管、储液管）可装营养液，用来浸浴实验标本，保证实验过程中样本的活性，并有温度控制器；外槽装自来水，有加热管、水流装置，与内槽中的温度监控器共同工作，以保证内槽营养液温度维持在指定温度（一般动物正常体温为 37～38℃）。具体操作如下：

（1）实验前检查平滑肌浴槽内外槽出水口是否闭紧，然后在外槽加清水至刻度线，内槽加营养液（高度由实验人员自定），另准备一试管或烧杯装上营养液，置于外槽备用。

（2）接通电源，设定温度，加热至指定温度。

（3）准备好实验样本，长度 1～2cm 为宜。

（4）将实验样本一端固定于样本固定钩，另一端与张力换能器连接，实验管中的营养液要能淹没样本。

（5）在实验时，可根据需要通过实验管排液口放液，加入预先准备的营养液。

（6）打开通气开关为实验管通气，气泡不宜过多、过大，以免影响实验效果。

（7）实验结束后，先关闭电源，再将内、外槽液体排空，清洗内槽，避免营养液残留导致槽内产生病菌。

第七节　高速颅骨钻

高速颅骨钻（型号 LGZ-1）主要用于动物的开颅手术，它具有结构合理、使用寿命

长、操作灵活方便等优点。

一、控制面板

高速颅骨钻控制面板如图 5-23 所示，主要构件包括电源开关、电源指示灯、手柄连接孔、调速器以及正/反转转换开关。

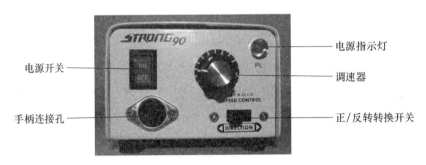

图 5-23　高速颅骨钻（型号 LGZ-1）控制面板

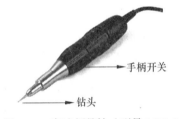

图 5-24　高速颅骨钻（型号 LGZ-1）

二、更换钻头

高速颅骨钻如图 5-24 所示，主要构件包括手柄开关和钻头。更换钻头操作步骤如下所述：

（1）逆时针旋转手柄开关。

（2）取出原钻头，插入新钻头。

（3）顺时针旋转手柄开关。

三、高速颅骨钻使用方法

按照如下操作步骤使用高速颅骨钻：

（1）先确认控制盒的电源是否在关闭状态，然后再插电源。

（2）将控制盒与手柄连接。

（3）把控制盒上的速度控制旋钮调至"0"。

（4）务必确认三瓣簧已经锁住钻头。

（5）一只手握住手柄，用另一只手打开控制盒的电源。

（6）一边调整控制盒上的速度旋钮，一边查看手柄的转动情况。

（7）关闭电源，连接脚踏开关，用脚踏开关检查双相旋转是否正常工作。

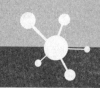

第六章 虚拟仿真实验平台

虚拟仿真实验是指借助于多媒体、虚拟现实和仿真等技术在计算机上营造一个可以辅助、部分替代甚至全部替代传统实验各操作环节的相关软硬件操作环境，实验人员可以在虚拟环境中完成各种实验项目，取得等价于甚至优于真实环境的实验效果。

虚拟实验可有效缓解高校在经费、场地、器材等方面面临的困难和压力，开展网上虚拟实验教学能够突破传统实验对时间和空间的限制。学生可以随时上网，进入虚拟实验室操作仪器，进行各种实验。虚拟实验平台有助于激发学生学习兴趣，提高学习质量。教师可以在虚拟仿真平台中上传学习任务，进行考试，导出学习成绩，进行学习进度管理，并进行学习数据的统计。

本章重点介绍以下两个虚拟仿真实验操作平台的使用方法。

1. 中医学与基础医学虚拟仿真实验教学中心

它是基于互联网技术的虚拟实验教学系统，其内容由湖湘中医文化自主研发特色项目和基础医学实验项目两大模块组成。湖湘中医文化自主研发特色项目包括以下四大教学系统：湖湘中医文化虚拟仿真系统、中医诊断虚拟仿真实训、国医大师熊继柏中医临床技能虚拟仿真教学系统、推拿学重点手法；基础医学实验项目主要包括医学机能学、生物化学与分子生物学、病原生物学、医学免疫学、护理学、生命科学六大类实验课程，以及为大学生竞赛开设的实验技能大赛、中医药创新性整合实验。该系统具备远程学习功能，即学习任务不必在指定教室或实验室内集中完成，学生可随时在线完成任课教师发布的学习任务。教师除安排虚拟课程学习计划外，也可与平台服务方联合开发新的虚拟实验课程。

2. 医学机能学虚拟实验室

专用于医用机能学实验课程，医用机能学实验基于局域网技术的虚拟实验教学系统，可在专用虚拟实验教室内集中学习，学生可在课后随时申请进入该实验室学习，有专职教师指导，便于学生自主学习，更好地掌握医用机能学实验技能。

第一节 中医技能虚拟仿真实验教学中心

一、中医学与基础医学虚拟仿真实验教学中心简介

中医技能虚拟仿真实验教学中心为湖南中医药大学自主研发的实验教学平台，包括两大模块：湖湘中医文化自主研发特色项目和基础医学实验项目。

（一）湖湘中医文化自主研发特色项目

湖湘中医文化 - 自主研发特色项目（图 6-1）为校企共同研发项目，由以下四部分组成。

湖湘中医文化自主研发特色项目

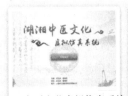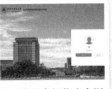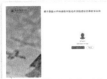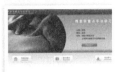

湖湘中医文化虚拟仿真系统
链接分类

中医诊断虚拟仿真实训
链接分类

国医大师熊继柏中医临床
技能虚拟仿真教学系统
链接分类

推拿学重点手法
链接分类

图 6-1　湖湘中医文化自主研发特色项目

（1）湖湘中医文化虚拟仿真系统：以动画形式展示中医药文化知识。

（2）中医诊断虚拟仿真实训：目前主要开发的内容为中医"四诊"之一的望诊，含指甲望诊、舌质望诊、中医目诊、面部色诊四个方面及相应的检测分析。

（3）国医大师熊继柏中医临床技能虚拟仿真教学系统：医生面对虚拟标准化患者，从问诊开始，采用临床常用方法进行诊断，诊断病情，开出处方，最终系统将对医生的治疗过程进行评判。

（4）推拿学重点手法：内容包括推拿手法姿势的展示、动作解析、考核三部分，指导学生正确地掌握推拿手法。

（二）基础医学实验项目

基础医学实验项目（图 6-2）按课程分为机能学实验、生物化学与分子生物学、病原

基础医学实验项目

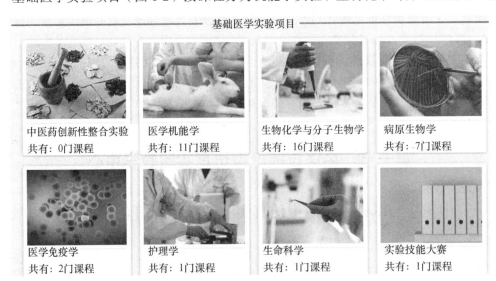

中医药创新性整合实验
共有：0门课程

医学机能学
共有：11门课程

生物化学与分子生物学
共有：16门课程

病原生物学
共有：7门课程

医学免疫学
共有：2门课程

护理学
共有：1门课程

生命科学
共有：1门课程

实验技能大赛
共有：1门课程

图 6-2　基础医学实验项目

微生物学、医学免疫学、护理学、生命科学等部分。每个课程中有若干实验项目，教师按课程要求为学生安排不同的实验项目，发布教学相关资源，并进行相关数据的统计与下载。

基础医学实验项目中的各项实验内容包括相关理论知识点、部分操作视频、虚拟操作、操作提示和小测试等。

二、登录

（一）账号申请

中医技能虚拟仿真实验教学中心实行分级管理制度，学生可以向任课教师申请学生账号及密码，教师可向湖南中医药大学科教科申请教师登录账号及密码。

（二）登录途径

获得账号及密码后，使用者可通过网址（http://210. 42.176.145/virlab/）进入中医技能虚拟仿真实验教学中心登录界面（图6-3）。

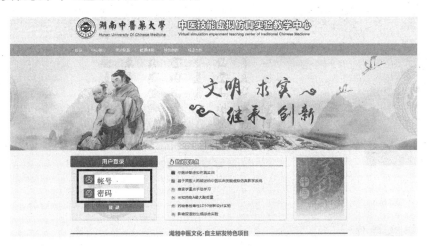

图 6-3　中医技能虚拟仿真实验教学中心

（三）自主学习

未参与任何课程的学生要先申请登录账号，获得账号和密码后登录平台，单击首页相应课程图标，或单击"管理桌面"，在"课程分类"中选择要学习的内容。在第一次选修某项实验时，系统会弹出提示信息，单击"加入成为学员"即可（图6-4），成为学员后可以重复进入该实验项目学习。

心血管活动调节综合实验

(admin创建于2017-2-6)

师资：admin

助教：无

该课程不允许在线申请助教！

允许直接加入　　　加入成为学员

返回

图 6-4　加入学员

三、学生操作

在"用户登录"区输入账号、密码后，进入中医技能虚拟仿真实验教学中心。按课程模式或者自主学习模式进入虚拟操作。

（一）课程模式

单击"管理桌面"，在"我的桌面"（图6-5）内单击"我的课程"，将会出现课程教师指定学习的实验项目目录（图6-6），完成指定学习任务后可返回"我的桌面"（图6-5），在右侧"课程分类"中选修其他实验项目，也可在"中医技能虚拟仿真实验教学中心"的首页"基础医学实验项目"（图6-3）中选修。

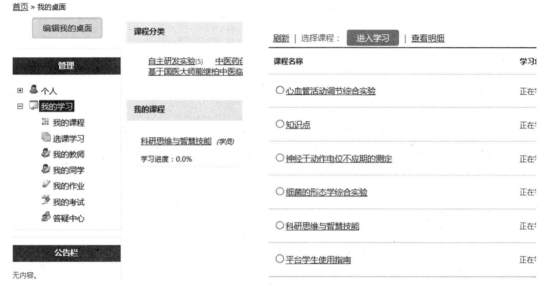

图 6-5　我的桌面　　　　　　　　　　　　　图 6-6　教师指定学习目录

（二）基本操作

1. 实验室安全知识学习

每位同学在开始上实验课前必须掌握实验室相关安全知识。可以通过课前登录中医技能虚拟仿真实验教学中心，了解实验室安全常识或者单击"基础医学实验项目"中的"生化与分子生物学"模块，选择"实验室安全问题"（图6-7）进行学习。

2. 全屏操作

虚拟学习桌面"基础医学实验项目"中的基本实验操作方法和常用仪器的规范操作步骤，部分虚拟操作需要单击界面中右上角的"全屏"键，在全屏状态下能更好地观看实验视频，完成相关操作。

3. 随堂测试

进行虚拟操作时，穿插操作训练和选择提问等环节，在完成操作后可得出相应的操作成绩（图6-8）。

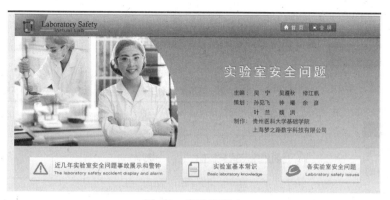

图 6-7　实验室安全

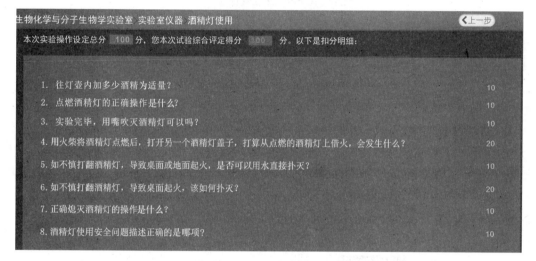

图 6-8　随机测试扣分明细

4. 课程任务

学生按照课程任务完成指定虚拟操作，此任务由任课教师安排。学生可以进入教师指定的界面，完成老师发布的课后作业和试卷。

四、教师操作

（一）教师进行课程管理

在"中医技能虚拟仿真实验教学中心"首页输入账号、密码，登录平台，单击"管理"，进入教师管理界面，单击左侧"我的教学"中的"我的课程"（图 6-9），在右侧"课程名称"中进一步选择需要管理的课程，右侧上方菜单栏中可以显示选定课程的基本操作模块：进入教学、查看活动记录、内容总体进度和学员进度明细。

1. 进入教学

进入虚拟教学操作界面，对实验项目进行虚拟操作，可以添加各类教学资源，上传、发布学习资料。

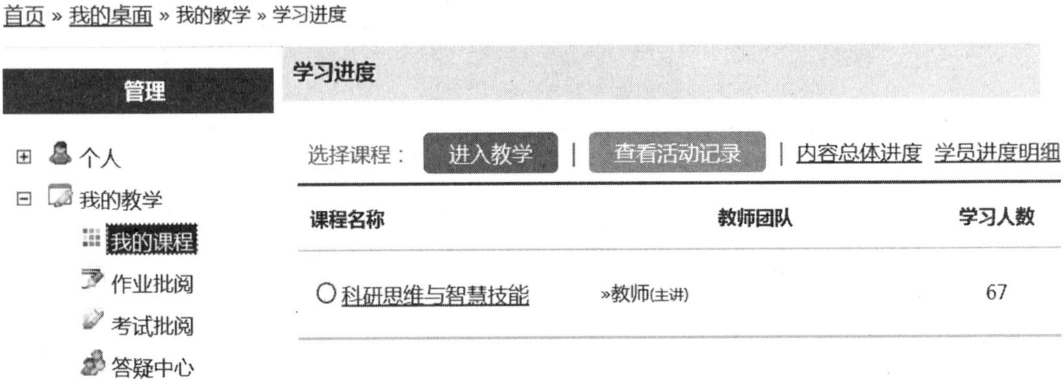

首页 » 我的桌面 » 我的教学 » 学习进度

管理

□ ♣ 个人
□ ☐ 我的教学
  ▦ 我的课程
  ➚ 作业批阅
  ✍ 考试批阅
  ♨ 答疑中心

学习进度

选择课程: 进入教学 | 查看活动记录 | 内容总体进度 学员进度明细

课程名称	教师团队	学习人数
○ 科研思维与智慧技能	» 教师(主讲)	67

图 6-9 课程管理

2. 查看活动记录

可以了解最近同学们登录平台学习的情况。

3. 内容总体进度

了解教师在平台内布置的各项学习任务完成情况，可以单击"导出"键将统计数据以电子表格的形式导出。

4. 学员进度明细

通过单击学生学号了解其对指定学习内容的学习进度（图 6-10），也可以先单击"生成表格"，导出包括每位同学的学习进度（0~100%）、分值（0~100）、学习时间、平时成绩、课件学习等相关内容的电子表格。

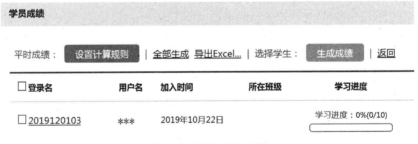

图 6-10 学员进度查询

（二）上传、发布学习资源

1. 资源上传

进入教师管理界面，单击右侧"管理"中的"个人"，选择"个人资源区"（图 6-11），单击"发布资源"，上传文档、PPT 课件、视频等各类资料。第一次使用上传功能时，系统将提示下载客户端插件，按提示完成操作。

2. 发布学习资料

在管理页面，单击左侧"我的课程"，先选择需要发布资源的课程，单击"进入学习"，单击左侧"课程资料"，再单击右上角"发布"，就可以发布该课程上的个人资源区资源。

首页 » 我的桌面 » 个人资源管理

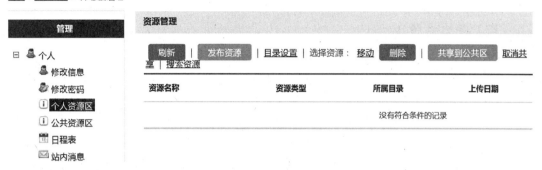

图 6-11　个人资源上传

（三）添加、导入题库和试卷以及发布试卷

进入课程界面，进行添加、导入题库和试卷以及发布试卷的操作。

1. 添加题库内容

（1）下载题库模板：在课程界面单击左侧菜单栏的"题库"（图 6-12），单击下载题库模板，模板为 .XLS 格式，注意阅读模板格式说明（图 6-13）。

（2）填写内容：在下载的题库模板中，按格式说明填写试卷内容，填写时尽量不要出现空格。

（3）导入试卷：模板填写完成后，保存为 .XLS 格式，重命名（便于查找），先单击"选择文件"，再单击"上传"键，导入试卷。

2. 添加试卷

进入课程界面，选择左侧菜单栏内"试卷库"（图 6-12），先单击"添加试卷"，再填写试卷名称，然后单击确定键，进入试卷编辑页面，选择从题库导入，就可添加题库中的试题。

3. 发布试卷

在左侧菜单栏内选择"作业和测试"或者"考试"栏（图 6-12），单击右上角"发布"

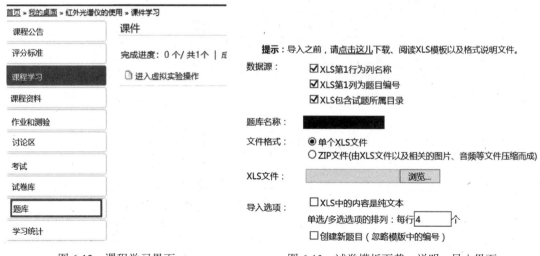

图 6-12　课程学习界面　　　　　　　图 6-13　试卷模板下载、说明、导入界面

按钮，发布试卷即可。

（四）导出成绩

在"我的课程"中选择课程（图 6-9），单击上方菜单栏"学员进度明细"（图 6-10），下方选择课程"全选"，单击导出 Excel，查看成绩。

第二节　医学机能学虚拟实验室

医学机能学虚拟实验室采用计算机网络与虚拟仿真技术，模拟机能学动物实验和人体实验操作过程，可作为机能学线下实验教学的补充，实验效果好，因该系统需在专用的虚拟实验教室进行操作，课外想进行操作练习的同学需先到机能实验室填写申请表。通过该系统，学生既可以在课前预习相关实验项目，又能了解更多的因实验条件有限、专业设置不同而没有开设的实验项目，掌握更多的实验方法，提升自主设计及创新实验思维，进而加深同学们对医用机能学实验的理解。

进入虚拟实验室后，负责老师打开服务器，同学们打开电脑客户端，单击桌面图标进入"VBL-100 医学机能学虚拟实验室"的主界面（图 6-14）。

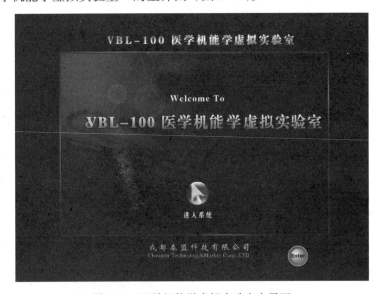

图 6-14　医学机能学虚拟实验室主界面

单击"进入系统"，进入操作大厅（图 6-15），大厅内包含资料室、动物房、准备室、模拟实验室和考场 5 个房间，单击任一房间，即可进入相应的房间进行操作。

1. 资料室

资料室的书架上有机能学、生理学、病理生理学、药理学、传感器技术等理论及实验操作知识，其中《机能学实验常用技术》一书介绍了基本实验技术和局部手术技术，书中详细阐述了操作原理，操作者可观看相关操作录像。通过单击"液晶电视屏幕"播放不同实验动物的捉拿和手术录像，单击桌上的"实验报告"可学习如何正确撰写实验报告。完成操作后单击右上角的"返回首页"，或"退出"，进行下一步操作。

2. 动物房

单击"动物房"标牌进入虚拟动物房（图6-16），可见有兔、蛙类、猫、猴、犬、鼠类动物形象的房门，单击动物头像可了解该类实验动物的生理学特性、生理常数；单击左边墙上的钟可以学习实验动物的分组和编号方法；单击右侧墙上的表格，可以学习如何选择实验动物。

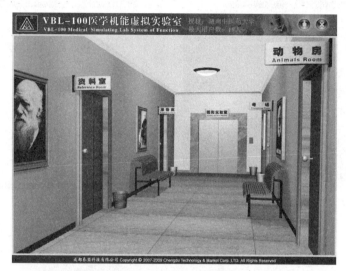
图6-15　医学机能虚拟实验室操作大厅

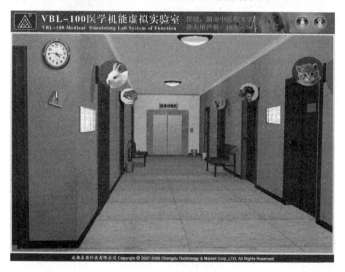
图6-16　虚拟动物房

3. 准备室

室内有常用仪器柜和药品柜，分别介绍了虚拟实验室中使用的仪器设备、手术器械、实验试剂等。

4. 模拟实验室

从界面首页单击"模拟实验室"标牌进入"实验室电梯"（图6-17），单击鼠标左键进入生理实验室（图6-18）、病理生理实验室、药理实验室、人体实验室或综合实验室，选择实验项目进行操作。

　　进入实验项目，如神经干动作电位的引导实验（图6-19）后，可以选择查看实验原理、观看实验视频、虚拟实验操作或观看各项实验数据，在虚拟实验操作中单击左下角的"！"，可获得操作提示。

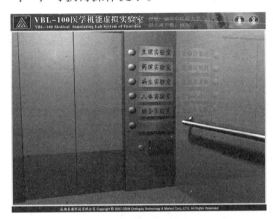
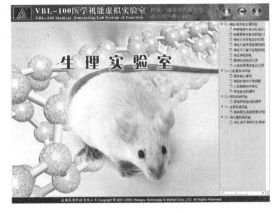

图 6-17　模拟实验室　　　　　　　　　　　图 6-18　生理实验室

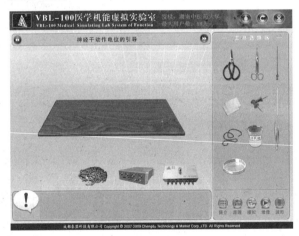

图 6-19　神经干动作电位的引导实验

　　"简介"：介绍实验目的、对象、器材及药品。

　　"原理"：介绍实验依据及相关理论知识。

　　"模拟"：实验人员可在实验过程中对实验动物进行捉拿、固定、称重、麻醉、手术操作、给药、测量等操作，不熟练操作时，可单击左下角的提示键"！"，依据提示进行操作。部分实验过程会出现操作视频，可选择观看或跳过。

　　"录像"：实验操作的视频资料。

　　"波形"：显示进行不同操作后的理想数据值，实验人员可将自己在实际实验中取得的数据与之对比。

　　5. 考场

　　考场内设置了少量与实验相关的试题，测试实验人员对实验操作的了解程度。

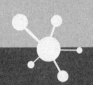
实验一　坐骨神经 - 腓肠肌标本制备

【实验目的】

（1）掌握蛙类坐骨神经 - 腓肠肌标本制备方法，加强基本操作技术的训练。

（2）熟悉刺激、兴奋性和可兴奋性组织的概念，神经肌肉接头信息传递的机制。

【实验原理】

蛙类的一些基本生命活动和生理功能与恒温动物有相似之处，维护离体组织活性的实验条件较为简单且易于控制。在机能实验中，我们常用蛙或蟾蜍坐骨神经 - 腓肠肌标本来观察神经和肌肉的兴奋性，刺激与反应的关系以及肌肉收缩等（图 7-1）基本特性或活动规律。

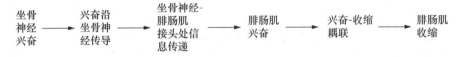

图 7-1　坐骨神经 - 腓肠肌作用原理

【实验对象】

蟾蜍或蛙。

【实验材料】

1. 仪器设备

蛙板、粗剪、眼科剪、镊子、玻璃分针、金属探针、蛙钉、滴管、培养皿、锌铜弓、烧杯、棉线。

2. 试剂、药品

任氏液。

【实验方法与步骤】

按照坐骨神经 - 腓肠肌标本制备流程（图 7-2）进行实验。

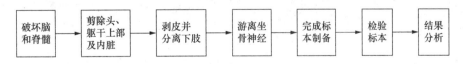

图 7-2　坐骨神经 - 腓肠肌标本制备实验流程

1．破坏脑和脊髓

（1）取蟾蜍（蛙）一只，用自来水冲洗干净。左手握住蟾蜍（蛙），用食指按压其头部使之略向前屈，拇指按住其背部，其余三指则握住蟾蜍（蛙）的四肢和腹部，其手法如图 7-3（a）所示。

（2）右手持金属探针，从头部前端沿正中线向尾端触划，当触划到凹陷处，即枕骨大孔所在部位，将探针由此处垂直刺入枕骨大孔，然后折向前、刺入颅腔并左右搅动，捣毁脑组织。将探针退回至进针处，再折向后、刺入脊椎管，反复提插，捣毁脊髓。直至蟾蜍下颌呼吸运动消失，四肢松软即可。

2．去皮和制作下肢标本

（1）将蟾蜍（蛙）放置在蛙板上。左手握住蟾蜍的脊柱，用粗剪在骶髂关节水平以上0.5～1cm 处，将脊柱横断。沿脊柱两侧剪开腹壁，手持蟾蜍（蛙）下肢，腹部向下，此时头、躯干上部及内脏自然下垂。剪除头、躯干上部及内脏组织，留下脊柱和后肢［图 7-3(b)、(c)］。

（2）用圆头镊子或止血钳夹住脊柱边缘，注意不要触碰坐骨神经，捏住皮肤边缘，逐步向下牵拉以剥离皮肤。将全部皮肤剥除后，将标本放于盛有任氏液的小烧杯中。随即洗净蛙板、剪刀、镊子和双手。

（3）用粗剪刀沿正中线将脊柱和耻骨联合纵剖为两半，注意勿损伤坐骨神经。一半置于蛙板上，以制备标本；另一半置于盛有任氏液的玻璃皿中备用。

3．制备神经 - 腓肠肌标本

（1）把下肢的背面朝上，辨认蟾蜍（蛙）大腿的股三头肌、股二头肌和半膜肌，以及小腿的腓肠肌。

（2）用玻璃钩针和镊子在股二头肌和半膜肌之间找到坐骨神经。用玻璃分针挑起神经，剪去通往大腿肌肉的分支。顺着神经走行方向，转向腹腔面沿脊柱逐渐把神经主干全部分出，直到所连的椎骨为止。用粗剪刀剪除多余的肌肉和脊椎骨，只留下与坐骨神经相连的一小块脊椎骨，用镊子夹住这块脊椎骨，轻轻提起坐骨神经，用眼科剪剪去残余的分支，并将坐骨神经一直分离到膝关节附近。

（3）分离腓肠肌的跟腱。将分离的坐骨神经置于腓肠肌上，滴加任氏液。穿线结扎跟腱，在结扎处以下将跟腱剪断。游离腓肠肌至膝关节处，用粗剪刀剪去小腿骨和其上的肌肉，再将膝关节以上的股骨上的肌肉剔除，剪断股骨，只留长 1～2cm 的股骨［图 7-3（d）］。

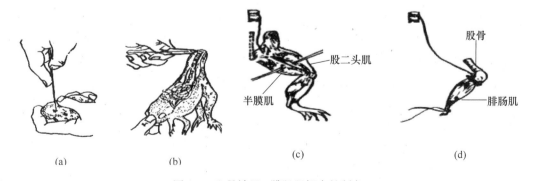

(a)　　　　(b)　　　　(c)　　　　(d)

图 7-3　坐骨神经 - 腓肠肌标本的制备

4. 检验标本

用锌铜弓的两端轻轻触碰坐骨神经，若肌肉产生收缩，则表示此标本的功能状态良好。

【实验结果】

描述使用锌铜弓刺激神经后腓肠肌的收缩情况。

【注意事项】

（1）避免蟾蜍毒液及其他污物等污染坐骨神经标本。

（2）不得用镊子等金属器械触碰神经或用力拉扯神经。

（3）剪除神经分支时不得损伤其主干。

（4）制作过程中应常用任氏液湿润标本，以防干燥，且标本必须放在任氏液中浸泡数分钟后再开始实验。

【思考题】

在制备坐骨神经 - 腓肠肌标本过程中为什么要不断滴加任氏液？这与维持蛙类组织的兴奋性有何关系？

实验二　不同强度和频率的刺激及理化因素对骨骼肌收缩的影响

【实验目的】

（1）观察刺激强度和刺激频率对骨骼肌收缩形式和收缩力的影响。

（2）观察某些理化因素对骨骼肌收缩的影响。

【实验原理】

肌肉组织具有兴奋性，接受有效刺激后能产生动作电位，发生反应，表现为肌肉收缩。有效刺激在刺激强度、持续时间和强度 - 时间变化率三个方面均须满足一定的条件。如果固定刺激持续时间和强度 - 时间变化率，就可观察刺激强度对肌肉收缩的影响。本实验在离体的蟾蜍缝匠肌上给予一定频率和强度的刺激，通过改变刺激强度的大小，测定肌肉的阈刺激和最大刺激。缝匠肌所有肌纤维皆为平行走向，因此其收缩的张力是各个肌纤维张力的代数和。

当给肌肉连续有效刺激时，因刺激频率不同，肌肉可呈现不同的收缩形式。当刺激频率很低，间隔大于单收缩的总时程时，肌肉呈现一连串的单收缩；当刺激频率增加，间隔小于单收缩的总时程而大于收缩期时程，肌肉则呈现锯齿状的收缩波形，称为不完全强直收缩。继续增加刺激频率，使两个连续刺激的间隔时间小于单收缩的收缩期，肌肉将处于完全持续的收缩状态，称为完全强直收缩（图 7-4）。强直收缩的幅度大于单收缩的幅度，且在一定范围内，当刺激强度和作用时间不变时，肌肉的收缩幅度随着刺激频率的增加而增大。

肌肉收缩强度还受内在收缩性能的影响，多种理化因素，如细胞外液中钾离子浓度、pH 值、温度、肾上腺素等都可影响其内在收缩性。

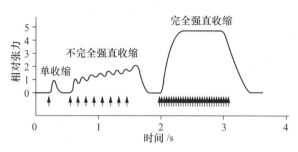

图 7-4　刺激频率对骨骼肌收缩形式的影响

一个箭头表示一次外加的刺激

【实验对象】

蟾蜍或蛙。

【实验材料】

1. 仪器设备

蛙类手术器械、玻璃分针、蛙板、神经肌肉标本盒、机械 - 电换能器、BL-420 生物机能实验系统（或其他生物机能实验系统）、铁架台、培养皿、滴管、烧杯、棉线。

2. 试剂、药品

常温及 0℃任氏液，1.5mmol/L 咖啡因，3% 乳酸，1×10^{-4}g/ml 肾上腺素，含 5、10、30、50mmol/L 钾离子（采用 K_2SO_4）的任氏液。

【实验方法与步骤】

不同刺激及理化因素对骨骼肌收缩的影响的实验流程如图 7-5 所示。

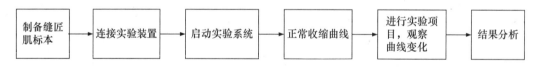

图 7-5　不同强度和频率的刺激及理化因素对骨骼肌收缩的影响实验流程

1. 制备缝匠肌标本

捣毁蟾蜍的脑、脊髓后，于双侧前肢腋下水平环形剪开皮肤，剥除蟾蜍皮肤，在髂前上棘以上约 1cm 处用粗剪剪去其上半身及内脏，然后将下肢腹侧向上固定于蛙板上。此时可见一狭长肌肉起于耻骨，止于胫骨上端内侧，为缝匠肌。在胫骨内端用线结扎并剪断缝匠肌肌腱，左手执线拉起胫骨端，用眼科剪沿缝匠肌膜内外侧缘剪去肌膜，分离至近耻骨端，再结扎耻骨端，将缝匠肌连同一小块耻骨剪下，浸入任氏液备用。

2. 连接实验装置

神经肌肉标本盒中有 5 根电极，其中单独未与其他电极以导线相连的一对为刺激电极，接 BL-420 生物机能实验系统的刺激输出端，另一侧为一对记录电极，与肌肉放电引导电极相连，中间电极接地，电极顺序为"正→负→负→正"。将缝匠肌标本分离面朝下置于 5 根电极上，耻骨端位于刺激端，胫骨端结扎线绕过滑轮与机械 - 电换能器相连，耻骨端结扎线固定于标本盒的小柱上。启动 BL-420 生物机能实验系统。

3. 实验观察

（1）刺激强度对收缩的影响：依次选定输入信号—1 通道—张力；设定刺激器：程控，

起始刺激强度 0.1V，增量 0.1V，间隔 1s。系统自动以每秒 0.1V 递增的幅度给予刺激，直到出现肌肉收缩曲线。此时的刺激强度即阈强度。随着刺激强度的增大，收缩曲线也增大，当收缩增到最大时（不再随刺激强度而增大），该刺激强度即最大刺激强度。

（2）刺激频率对收缩的影响：重新设定刺激器，选择串刺激，串长为 5，波宽 5ms，波间隔 400ms，刺激强度为最大刺激强度。打开刺激器开关，将看到 5 个单收缩，手动逐渐减小间隔直至 0ms，观察收缩曲线的变化。

（3）一些理化因素对收缩的影响：设定刺激器，连续刺激，波宽 5ms，刺激强度选用最大刺激。

1）低温与咖啡因的影响：记录一段正常收缩波。向肌肉滴加 0℃任氏液，观察波形变化，约 1min 后，换常温任氏液冲洗；随后滴加 1.5mmol/L 的咖啡因溶液，观察波形变化，再用常温任氏液冲洗；最后先滴加 0℃任氏液，再加入咖啡因溶液，观察波形变化。综合比较低温、咖啡因单独作用和两者协同作用时骨骼肌收缩的变化。

2）H^+ 对收缩的影响：记录一段正常收缩波，滴加 3% 乳酸观察波形变化。

3）肾上腺素对收缩的影响：记录一段正常的收缩波，滴加 1×10^{-4} g/ml 肾上腺素，观察波形变化。

4）K^+ 对收缩的影响：滴加普通任氏液（含 2.5mmol/L K_2SO_4），记录一段正常的收缩曲线，然后，依次滴加含 5、10、30、50mmol/L 钾离子浓度的任氏液，观察波形变化。

【实验结果】

用文字和数据逐一描述各项处理对收缩节律、波形和幅度的影响。实验结果曲线剪贴并标注。

【注意事项】

（1）实验中需经常给肌肉滴加任氏液，防止标本干燥而影响其生理活性。

（2）应将肌肉标本耻骨端置于刺激端，分离面朝下并与电极充分接触。

（3）棉线张力要适中，绕过滑轮及与换能器相连处时均要保持垂直。

（4）滴加试剂时动作要轻、要慢，避免对肌肉造成水流冲击等机械刺激。

（5）每滴加一次试剂，只要收缩波一出现变化便迅速洗涤，待波形恢复正常后再做下一步实验。

【思考题】

（1）为什么强直收缩的幅度大于单收缩的幅度？

（2）在观察刺激频率对收缩的影响时为何宜采用最大刺激强度？

（3）剧烈运动后为何会感到肌肉收缩无力？

实验三　出血和凝血时间测定

【实验目的】

（1）学习出血时间、凝血时间的测定方法。

（2）掌握生理性止血和凝血的基本过程。

【实验原理】

出血时间（bleeding time）是指从小血管破损出血起至自行停止出血所需的时间，即生理性止血（图7-6）的时间。出血时间的长短与小血管的收缩，血小板的黏附、聚集、释

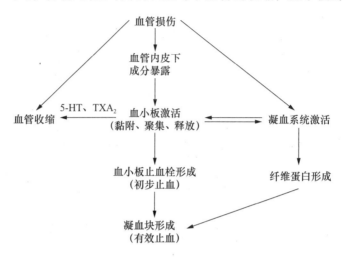

图7-6　生理性止血过程示意图

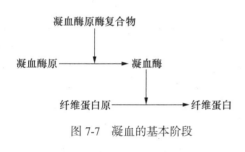

图7-7　凝血的基本阶段

放及收缩等功能和特性有关。出血时间测定，可检查生理止血过程是否正常以及血小板的数量和功能状态。凝血时间（clotting time）是指血液流出血管到出现纤维蛋白细丝所需的时间，测定凝血时间可反映有无凝血因子缺乏或减少（图7-7）。

【实验对象】

人。

【实验材料】

1. 仪器设备

采血针、干棉球、秒表、滤纸条、玻片等。

2. 试剂、药品

75% 乙醇棉球。

【实验方法与步骤】

1. 出血时间的测定

以 75% 乙醇棉球消毒耳垂或左手无名指指端，待酒精干后，用消毒后的采血针快速刺入皮肤 2～3mm 深处，让血自然流出。立即用秒表记下开始时间，并用滤纸条轻触血液，吸去流出的血液，每隔 30s 一次，使滤纸上的血点依次排列，直到再无血液流出为止。记下开始出血至停止出血的时间，或以滤纸条上血点数除以 2 即为出血时间。正常人出血时间为 1～4min。

2. 凝血时间的测定（图7-8）

操作同上，刺破耳垂或指端后，用玻片接下自然流出的第一滴血，立即用秒表开始计时，然后每隔 30s 用针尖挑血一次，直至挑起细纤维血丝为止。从开始流血到挑起细纤维

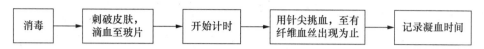

图 7-8　凝血时间测定实验流程

血丝的时间即凝血时间。正常人的凝血时间为 2～8min。

【实验结果】

用文字记录个人的出血时间和凝血时间。

【注意事项】

（1）采血针应锐利，刺入深度要适宜，让血自然流出，不可挤压。

（2）用针尖挑血时，应动作轻柔，并朝向同一个方向，勿多方向挑动和过于频繁挑动，以免破坏纤维蛋白网状结构，造成不凝血假象。

【思考题】

（1）生理性止血的过程及意义是什么？

（2）影响血液凝固的因素有哪些？其机制如何？

实验四　ABO 血型鉴定

【实验目的】

（1）学会用标准血清鉴定 ABO 血型的方法。

（2）观察红细胞凝集现象。

（3）理解血型分型的依据及血型鉴定在输血中的意义。

【实验原理】

血型通常指红细胞膜上特异性抗原的类型。在 ABO 血型系统中，根据红细胞膜上是否含有 A 抗原和 B 抗原，血液可分为 A、B、AB、O 4 种血型（表 7-1）。红细胞凝集反应是指红细胞表面凝集原（抗原）与相对应的血清中凝集素（抗体）相遇，将会发生抗原 - 抗体免疫反应，从而导致红细胞聚集成簇的现象。

表 7-1　ABO 血型的抗原和抗体

红细胞血型	红细胞膜上的抗原	血清中的抗体
A 型	A	抗 B
B 型	B	抗 A
AB 型	A+B	无抗 A，无抗 B
O 型	无 A，无 B	抗 A+ 抗 B

血型鉴定是将受试者的红细胞加入标准血清（含足量的相应抗体）中，观察有无凝集现象，从而推断出受试者红细胞上有无相应抗原。这种方法为血型鉴定中的正向定型方法。

【实验对象】

人。

【实验材料】

1. 仪器设备

采血针、玻片、标记笔、消毒牙签、消毒干棉球。

2. 试剂、药品

人类标准抗 A 和抗 B 型定型试剂、生理盐水、75% 乙醇棉球。

【实验方法与步骤】

ABO 血型鉴定实验流程如图 7-9 所示。

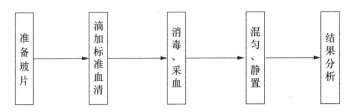

图 7-9　ABO 血型鉴定实验流程

（1）取一块玻片，用标记笔在玻片上标记 A 端和 B 端。

（2）在 A、B 两端分别滴加 1～2 滴生理盐水。

（3）分别将标准抗 A 定型试剂与抗 B 定型试剂滴于玻片的 A 端和 B 端。

（4）用 75% 乙醇棉球消毒左手无名指指端和采血针，用采血针刺破皮肤，挤一滴血。

（5）用消毒牙签拨血，分别与玻片两端的试剂混合、搅匀。

（6）静置 5～10min 后，观察是否发生凝集反应。

【实验结果】

用文字描述玻片两端是否发生红细胞凝集反应。可先用肉眼观察，如不能做出明确判断，可在显微镜下进行观察。

【注意事项】

（1）取血所用牙签只能一次性使用，防止不同抗体相混合，影响实验结果。

（2）采血针应严格消毒，专人专用。

（3）红细胞悬液及标准血清须新鲜，污染后可产生假凝集现象。

（4）红细胞悬液不能太浓或太淡，否则可出现假阳性或假阴性反应。

【思考题】

（1）试分析 ABO 血型鉴定的临床意义。

（2）何为血型鉴定的正向定型和反向定型？

（3）经血型鉴定确认为同型血，临床可否直接输血？为什么？

实验五　人体心音听诊

【实验目的】

（1）学习心音听诊的方法。

（2）了解正常心音特点及其产生原理，为临床听诊心音打下基础。

【实验原理】

心音是瓣膜关闭、心肌收缩、血液湍流和血流撞击心室壁和大动脉壁引起的振动所产生的声音。在每一个心动周期中，一般都可听到两个心音，即第一心音和第二心音。在某些健康儿童和年轻人中，有时可听到第三心音。单凭听诊器很难听到第四心音。各心音的形成和听诊特点如表 7-2 所示。心脏的异常活动可产生杂音或异常的心音，通过听取心音能对心脏疾病进行初步诊断。将听诊器放置在受试者心前区的胸壁上，可直接听取心音。心音听诊区位置如图 7-10 所示。

表 7-2 心音的形成和听诊特点

分类	第一心音	第二心音	第三心音	第四心音
特点	音调低，持续较长	音调高，持续较短	音调低浊，持续短	音调低沉，持续较长
成因	房室瓣关闭；射血大动脉扩张及产生漩涡	动脉瓣关闭；射血突停导致大动脉和心室壁振动	心室充盈减慢，流速突变导致心室壁及瓣膜振动	心房强烈收缩，挤血撞击心室壁
标志	心室开始收缩	心室开始舒张	快速充盈期末	房缩强烈（心房音）

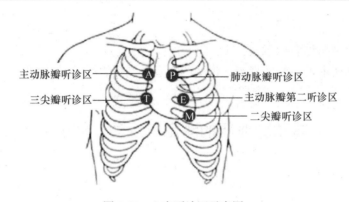

图 7-10 心音听诊区示意图

【实验对象】

人。

【实验材料】

听诊器。

【实验方法与步骤】

心音听诊实验流程如图 7-11 所示。

1. 确定听诊部位

（1）受试者解开上衣，面向亮处静坐。检查者坐在对面。

（2）确定心前区心音听诊区各个部位：二尖瓣听诊区位于左锁骨中线第五肋间稍内侧部，即心尖部；肺动脉瓣听诊区位于胸骨左缘第二肋间；主动脉瓣听诊区位于胸骨右缘第二肋间，胸骨左缘第三、第四肋间为主动脉瓣第二听诊区；三尖瓣听诊区位于胸骨左缘第四、第五肋间或剑突下。

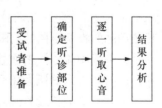

图 7-11 心音听诊实验流程

2．听心音

（1）检查者戴好听诊器，以右手的拇指、食指和中指轻持听诊器胸件，置于受试者胸壁上，轻轻用力使其与胸壁贴紧。按二尖瓣区→肺动脉瓣区→主动脉瓣区→主动脉瓣第二听诊区→三尖瓣听诊区顺序依次进行听诊。在胸壁任何部位均可听到两个心音。

（2）区分两个心音：听取心音的同时，可用手触诊心尖搏动或颈动脉搏动，与此搏动同时出现的心音即为第一心音。此外，再根据心音性质（音调高低、持续时间、间隔时间），仔细区分第一心音与第二心音，确定收缩期和舒张期。

（3）比较不同部位上两心音的声音强弱，判断心音的节奏是否整齐。

（4）判断是否能听到第三、第四心音。

【实验结果】

用文字描述所听到的心音及不同听诊区第一、第二心音有何不同，能否听到其他心音或杂音。

【注意事项】

（1）室内必须保持安静。

（2）听诊器的耳件方向应与外耳道一致（稍向前）。胶管勿与他物摩擦，以免发生杂音，影响听诊。

【思考题】

（1）临床心音听诊有何意义？

（2）根据所听取的心音的特点，说明两心音分别标志心脏活动的哪个时期。

实验六　人体动脉血压的测定及运动、体位对血压的影响

【实验目的】

（1）学习间接测定人体动脉血压的原理与方法。

（2）测定人体肱动脉收缩压和舒张压的正常值。

（3）观察运动和体位改变对血压的影响。

【实验原理】

动脉血压是指流动的血液对单位面积动脉管壁的侧压力。在一个心动周期内，动脉血压会随着心脏的舒缩发生规律性波动。心室收缩时动脉血压达到的最高值为收缩压，心室舒张时动脉血压达到的最低值为舒张压，两者的差值为脉压。使用血压计的袖带在动脉外施加压力，根据血管音的变化来测量血压，这种方法称Korotkoff听诊法。实验中当袖带内压超过收缩压时，会完全阻断肱动脉内的血流，此时听不到声音，也触不到肱动脉脉搏。当袖带内压比肱动脉的收缩压稍低的瞬间，血液只能在动脉血压达到收缩压时才能通过受压变窄的肱动脉，形成湍流，撞击血管壁，发出声音，可在肱动脉远端听到声音，也可触到桡动脉脉搏，此时袖带内的压力（汞柱读数）即收缩压。当袖带内压越接近舒张压时，通过的血量越多，并且血流持续时间越长，听到的声音越来越强且清晰。当袖带内压降至等于或稍低于舒张压瞬间，血管内血流便由断续变为连续，声音突然由强变弱或消失，脉搏随之恢复

正常，此时袖带内压（汞柱读数）即舒张压（图 7-12）。运动和体位的改变可通过神经和体液调节，使循环功能发生一系列适应性变化而改变收缩压和舒张压。

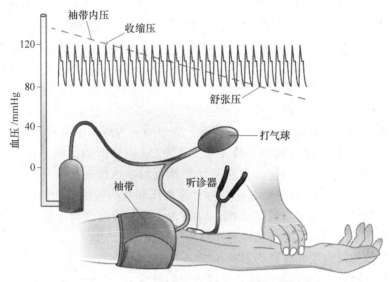

图 7-12 Korotkoff 听诊法间接测量肱动脉血压的示意图

【实验对象】

人。

【实验材料】

血压计、听诊器。

【实验方法与步骤】

人体动脉血压的测定及运动、体位对血压的影响实验流程如图 7-13 所示。

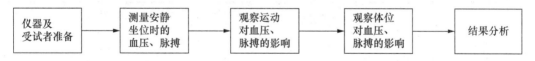

图 7-13 人体动脉血压的测定及运动、体位对血压的影响的实验流程

1. 熟悉血压计的结构

血压计由检压计、袖带和气囊三部分组成。

2. 实验准备

（1）保持环境安静，受试者取坐位，脱去一臂衣袖（常取左上臂，通常左上臂的动脉血压常较右上臂的高出 5～10mmHg），测量血压前，静坐桌旁 5min 以上。

（2）打开水银槽开关，松开血压计的橡皮球螺丝帽，驱出袖带内的残留气体后将螺丝帽旋紧。

（3）受试者前臂平放于桌上，手掌向上，令上臂中点与心脏处于同一水平位（坐位时平第四肋间），将袖带以适当松紧度（刚好横插两指）缠于该上臂，袖带下缘距离肘窝上方 2cm 左右。

（4）在肘窝内侧先用手触及肱动脉脉搏所在部位，将听诊器胸件放置其上。

3. 观察项目

（1）测量安静坐位时血压和脉搏：挤压橡皮球给袖带充气加压，使血压计上水银柱逐渐上升到听诊器听不到肱动脉搏动声时，继续打气使水银柱继续上升 20mmHg（一般达 160~180mmHg）。随即松开气球螺丝帽，以每秒下降 2~3mmHg 的速度徐徐放气。在水银柱缓缓下降的同时仔细听诊，听到第一声声响（Korotkoff 音）时，此时血压计上汞柱读数即收缩压。使袖带继续缓慢放气，这时声音有一系列的变化，先由低到高，而后由高突然变低，最后则完全消失。在声音由强突然变弱这一瞬间，血压计上汞柱读数即舒张压；也可以声音突然消失时血压计汞柱读数代表。如以后者为舒张压值时，需另加 5mmHg 为妥。在水银柱下降的中途可暂停下降 15s，记录 15s 内脉搏的次数，乘以 4 即为每分钟的脉搏数。每隔 2min 测定一次，直至测量数据连续 3 次稳定（血压波动小于 4mmHg，脉搏波动小于 2 次 / 分），取最后 3 次数据计算血压和脉搏数的平均值。

（2）观察运动对血压和脉搏的影响：以每 2s 1 次的速度做蹲下起立运动 20 次，在运动后即刻以及 3、5、10min 时各测定脉搏与血压一次。

（3）观察体位对血压和脉搏的影响

1）测量安静卧位时血压和脉搏：受试者安静卧床 10~30min 后，每隔 1min 测定其血压和脉搏，直至稳定。

2）受试者下床立于地上，即刻测定脉搏与血压一次，以后每隔 1min 测定脉搏与血压一次，至起立后 10min 为止。

【实验结果】

血压记录常以收缩压 / 舒张压表示，单位为 mmHg 或 kPa。例如，收缩压为 110mmHg，舒张压为 70mmHg 时，记为 110/70mmHg。将实验测得的数据填入表 7-3。

表 7-3 血压、脉搏记录表

实验项目	血压 /（mmHg 或 kPa）	脉搏 /（次 / 分）
安静坐位状态		
蹲下起立运动后即刻		
蹲下起立运动后 3min		
蹲下起立运动后 5min		
蹲下起立运动后 10min		
安静卧位状态		
起立后即刻		
起立后 3min		
起立后 5min		
起立后 10min		

【注意事项】

（1）室内必须保持安静，以利于听诊，受试者尽量安静放松。

（2）手臂、血压计必须与心脏水平等高。

（3）袖带缠绕松紧适宜，听诊器的胸件不要塞在袖带里。

（4）重复测量时，应让汞柱回到零位后再测，以防静脉回流不畅。

（5）血压计用毕，应将袖带内气体驱尽、卷好、放置盒内，同时关闭水银槽开关。

【思考题】

（1）正常成人的血压和脉搏是多少？同一受试者左、右臂血压有无差别？数值是多少？

（2）运动和体位对血压和心率有何影响？为什么？

实验七　生理和药理因素对兔动脉血压的影响

【实验目的】

（1）学习动脉血压的直接测量方法。

（2）观察神经、体液因素对动脉血压的影响，理解其调节机制。

（3）观察几种药物对动脉血压的影响，分析药物可能的作用机制和药物之间的相互作用。

【实验原理】

动脉血压是反映心脏和血管功能的综合指标。正常血压的维持有 3 个基本条件：足够的血液充盈、正常的心脏泵血功能和血管壁具有一定的张力（外周阻力和大血管的弹性）。

心脏受心交感神经和心迷走神经的双重支配：心交感神经节后纤维释放的去甲肾上腺素与心肌细胞膜上的 β_1 受体结合，引起心脏正性变时、变力、变传导作用；心迷走神经节后纤维释放的乙酰胆碱与心肌细胞膜上的 M 受体结合，引起心脏负性变时、变力、变传导作用。绝大多数血管只接受交感缩血管神经的单一支配，交感缩血管神经节后纤维释放的去甲肾上腺素与血管平滑肌细胞膜上的 α 受体结合引起血管收缩，α 受体拮抗药酚妥拉明可阻断此作用。心血管活动的神经调节通过各种心血管反射实现，其中以颈动脉窦 - 主动脉弓压力感受性反射尤为重要（图 7-14），此反射属于典型的负反馈调节，能在短时间内快速调节动脉血压，维持动脉血压的相对稳定。心血管活动还受循环血液

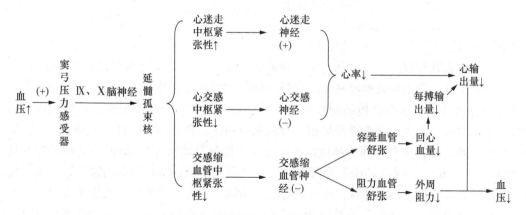

↑表示升高；↓表示降低；＋表示兴奋；－表示抑制

图 7-14　颈动脉窦 - 主动脉弓压力感受性反射过程示意图

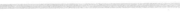

中去甲肾上腺素、肾上腺素和血管紧张素等体液因素的影响。

【实验对象】

家兔，体重 2～3kg。

【实验材料】

1. 仪器设备

哺乳类动物手术器械一套，兔手术台，手术灯，铁架台，双凹夹，纱布，绷带，棉线，玻璃分针，1、5、20ml 注射器，动脉导管，动脉夹，电刺激器，压力换能器，BL-420 生物机能实验系统。

2. 药品

25% 氨基甲酸乙酯溶液（或 3% 戊巴比妥钠），150U/ml 肝素生理盐水溶液，1/10 000g/ml 去甲肾上腺素，1/100 000g/ml 乙酰胆碱，1% 甲磺酸酚妥拉明溶液。

生理和药理因素对兔动脉血压的影响的实验流程如图 7-15 所示。

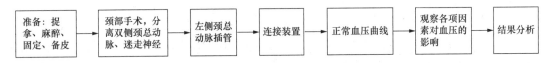

图 7-15　生理和药理因素对兔动脉血压的影响实验流程

【实验方法与步骤】

1. 实验仪器准备

打开 BL-420 生物机能实验系统，将压力换能器连接到系统面板上的相应接口上，然后将压力换能器与三通管连接，三通管其中一个接口连接塑料动脉插管，旋转三通管的旋柄，使换能器腔通过动脉插管与大气相通。用注射器将肝素生理盐水缓慢注入动脉插管内，将动脉插管内的空气排尽，随即旋动旋柄，将该三通管关闭。

2. 手术

（1）麻醉：取家兔一只，称重，经耳缘静脉缓慢注射 25% 氨基甲酸乙酯溶液，剂量为 1g/kg 体重（4ml/kg），并随时观察家兔情况。当家兔四肢松软、呼吸变深变慢、角膜反射消失，表明动物已被麻醉，即可停止注射。

（2）固定、备皮：将兔仰卧位固定于手术台上。用绷带或棉线套住兔的上门齿，将其固定于手术台柱上。用粗剪剪去颈部被毛。

（3）分离血管与神经：在颈部正中线切开皮肤 5～7cm，钝性分离软组织，暴露气管。在气管两侧深部分离出血管神经丛，内含颈总动脉及与其伴行的一束神经，仔细辨认 3 种神经与颈总动脉：减压神经最细而且常与颈交感神经紧贴在一起，颈交感神经较细，略呈灰色，一般位于内侧，迷走神经最粗，有较好的韧性，色洁白，一般位于外侧，颈总动脉呈红色，有波动，壁有较强的弹性。分别分离双侧颈总动脉（3～4cm）、交感神经和迷走神经（2～3cm），并在各神经下穿两条线以便区别和使用。右侧颈总动脉下穿一条线备用，左侧颈总动脉用于动脉插管，在其远心端（头端）和近心端各穿一条线备用。

（4）颈动脉插管：结扎左颈总动脉远心端，用动脉夹夹住近心端，在结扎部位下方约 3mm 处剪一 V 形切口，向心脏方向插入充满肝素并与压力换能器连接的动脉插管，结扎固定，并将余线系在插管的固定侧支上，以免滑脱。松开动脉夹，描记正常血压曲线。

3．实验观察

（1）观察正常动脉血压曲线：调节扫描速度与增益，可见血压曲线三级波。一级波（心搏波）：由心室舒缩引起的血压波动，曲线疏密表示心率快慢。二级波（呼吸波）：呼吸运动引起的血压波动。三级波：可能是由于血管运动中枢紧张性的周期性变化所致，不常出现。

（2）牵拉颈总动脉：手持左颈总动脉远心端结扎线，稍用力斜向下牵拉，持续5～10s，观察兔血压曲线的变化。

（3）夹闭颈总动脉：用动脉夹夹闭右颈总动脉5～10s，观察兔血压曲线的变化。

（4）刺激颈交感神经对兔耳血管网的影响：先在手术灯下观察两耳血管网的密度及血管扩张程度，再结扎右侧交感神经，并于结扎线的近心端剪断，稍待片刻后再观察两耳血管网的密度及血管扩张程度的变化。然后用保护电极以适当强度和频率刺激交感神经头侧端，同时观察右耳血管网的密度及血管扩张程度的变化。撤除刺激后，稍候片刻，再观察右耳血管网的变化（图7-16）。

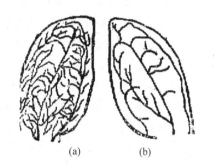

（a）　　　　（b）

图7-16　剪断交感神经（a）和刺激交感神经（b）对兔耳血管网的影响

（5）经耳缘静脉注入1/100 000g/ml乙酰胆碱0.2～0.3ml，观察兔血压曲线的变化。

（6）经耳缘静脉注入1/10 000g/ml去甲肾上腺素0.2～0.3ml，观察兔血压曲线的变化。

（7）经耳缘静脉注入1%甲磺酸酚妥拉明溶液0.15～0.2ml/kg，3～5min后，观察兔血压曲线的变化。

（8）经耳缘静脉注入1/10 000g/ml去甲肾上腺素0.2～0.3ml，观察兔血压曲线的变化。

（9）刺激迷走神经：用两条线在右侧迷走神经中部结扎，并于两结扎间剪断，用电刺激器以适当强度和频率刺激迷走神经近心端（外周端），记录血压曲线的变化。

【实验结果】

用文字和数据逐一描述各项处理对动脉血压及心率的影响。实验结果曲线剪贴并标注。

【注意事项】

（1）实验过程中应保持动脉插管与颈总动脉处于平行状态，防止动脉插管刺破动脉管壁。

（2）每一项观察须有对照，每完成一个项目必须待血压恢复后，才能进行下一项实验。

【思考题】

（1）夹闭未插管一侧的颈总动脉血压如何改变？机制如何？若夹闭部位改为颈动脉窦以上，影响是否相同？

（2）比较肾上腺素和去甲肾上腺素对心血管作用的异同。

（3）给家兔注射酚妥拉明后再用去甲肾上腺素，血压有何变化？说明其机制。

实验八　离子与药物对离体蛙心活动的影响

【实验目的】

（1）学习离体蛙心灌流的方法。

（2）观察某些离子、神经递质和药物对心脏活动的影响。

【实验原理】

正常蛙心能按静脉窦的节律自动产生兴奋。将离体蛙心保存在理化特性近似于血浆的任氏液中，在一定时间内，蛙心仍能保持节律性兴奋和收缩。同时心脏的正常活动还有赖于内环境的相对稳定。离体心脏脱离了机体的神经支配和全身体液调节的直接影响，可以通过改变灌流液的某些成分，观察其对心脏活动的作用。心肌细胞的自律性、兴奋性、传导性和收缩性，与细胞外液中的 Na^+、K^+ 及 Ca^{2+} 有关。肾上腺素与心肌细胞膜上的 β_1 受体结合，引起心脏正性变时、变力、变传导作用；乙酰胆碱与心肌细胞膜上的 M 受体结合，引起心脏负性变时变力变传导作用。毒毛花苷 K 属于洋地黄类药物，通过抑制心肌细胞膜上钠钾泵的活动，抑制 Na^+-Ca^{2+} 交换，使蛙心收缩力增强。

【实验对象】

家兔，体重 2～3kg。

【实验材料】

1. 仪器设备

蛙板、蛙手术器械、蛙心夹、蛙心插管、试管夹、双凹夹、铁架台、玻璃分针、丝线、大头针、滴管、小烧杯、张力换能器、BL-420F 生物机能实验系统。

2. 试剂、药品

任氏液、0.1%$CaCl_2$、1%KCl、1/10 000g/ml 肾上腺素、1/10 000g/ml 乙酰胆碱、无钙任氏液、0.0125% 毒毛花苷 K。

【实验方法与步骤】

离子与药物对离体蛙心活动的影响的实验流程如图 7-17 所示。

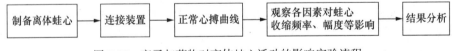

图 7-17　离子与药物对离体蛙心活动的影响实验流程

1. 离体蛙心制备

取蛙一只，用探针捣毁脊髓后，仰卧固定在蛙板上，打开胸腔，暴露心脏。用小镊子夹起心包膜，沿心轴剪开心包膜，仔细识别心房、心室、动脉圆锥、主动脉、静脉窦、前腔静脉、后腔静脉等解剖结构。在右主动脉下方穿一根线，用玻璃分针将心脏翻至背面，将前、后腔静脉一起结扎（注意勿扎住静脉窦）。再将心脏恢复至原位，在左总动脉干下穿两根线，一根在左总动脉上端结扎，供插管时牵引用，另一根在动脉圆锥一方系一松结，用于结扎固定蛙心插管。用眼科剪在松结上方左总动脉根部剪一小斜口，将盛有少量任氏液的蛙心插管由此口插入主动脉，至动脉圆锥略向后退，并转向心室的中央方向，在心室收缩期插入心室（图7-18）。如插管已插入心室，可见管内液面会随着心室的舒缩而上下波动。将预先准备好的松结扎紧并固定于插管侧面的小突起上，以免插管滑出心室。轻轻提起插管，在结扎线远端分别剪断左主动脉、右主动脉和左、右肺静脉和前、后腔静脉，将心脏离体。用新鲜任氏液反复换洗蛙心插管内含血的任氏液，直至插管无血液残留为止，并保持插管内液面高度约1cm。

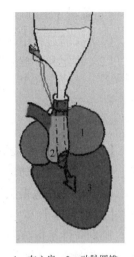

1. 左心房；2. 动脉圆锥；
3. 心室

图7-18　蛙心插管示意图

2. 仪器连接

先用试管夹将蛙心插管固定在铁支架上，再用蛙心夹在心脏舒张期夹住少许心尖组织（不可夹住太多，以免因夹破心室而漏液），并将蛙心夹上的线头连上张力换能器，张力换能器与BL-420生物机能实验系统连接，选择"蛙心灌流"实验，直至实验系统显示适当的心脏收缩曲线。

3. 实验观察

（1）观察正常离体蛙心心搏曲线。曲线的疏密程度反映心率快慢，规律性表示心跳节律，幅度反映心室收缩强度，基线反映心室舒张程度。

（2）加1～2滴0.1% $CaCl_2$于灌流液中，观察心搏曲线的变化，出现效应后，用新鲜任氏液换洗2～3次，直至曲线恢复正常。

（3）加1～2滴1% KCl于灌流液中，观察心搏曲线的变化，出现效应后，用新鲜任氏液换洗2～3次，直至曲线恢复正常。

（4）加1～2滴1/10 000g/ml肾上腺素于灌流液中，观察心搏曲线变化，出现效应后，用新鲜任氏液换洗2～3次，直至曲线恢复正常。

（5）加1滴1/10 000g/ml乙酰胆碱于灌流液中，观察心搏曲线的变化，出现效应后，用新鲜任氏液换洗2～3次，直至曲线恢复正常。

（6）换用适量无钙任氏液灌流，待心肌收缩力和心输出量明显减少时，在灌流液中加入2滴0.0125%毒毛花苷K。给药后，每3min记录心室收缩频率和心肌收缩力一次。

（7）待强心作用明显时加入0.1% $CaCl_2$ 1～2滴于灌流液中，继续观察上述指标。

【实验结果】

用文字和数据逐一描述各项处理对心室收缩强度、收缩次数的影响，即心搏曲线的影响。剪贴实验结果曲线并标注。

【注意事项】

（1）制备蛙心标本时，勿伤及静脉窦。

（2）上述各实验项目，一旦出现作用应立即用新鲜任氏液换洗，以免心肌受损，并且必须待心跳恢复正常后方能进行下一步实验。

（3）每次换液后蛙心插管内液面应保持恒定，以免影响结果。

（4）吸取新鲜任氏液和蛙心插管内溶液的吸管应区分专用，不可混用，以免影响实验结果。

（5）化学药物作用不明显时，可再适量滴加，密切观察药物剂量添加后的实验结果。

【思考题】

（1）实验过程中，蛙心插管内的灌流液面为什么都应保持在相同的高度？

（2）决定和影响心脏功能的主要因素是什么？

实验九　肺顺应性测定

【实验目的】

（1）学习离体肺顺应性的测定方法。

（2）观察肺泡表面张力的改变对肺顺应性的影响。

【实验原理】

肺顺应性是指肺在外力作用下的可扩张性，肺顺应性（C）可用单位跨肺压引起的肺容积变化来表示，计算公式见公式（7-1）。

$$肺顺应性（C）= \frac{肺容量变量（\Delta V）}{跨肺压变量（\Delta P）}（L/cmH_2O）\qquad（7\text{-}1）$$

肺顺应性是衡量肺弹性阻力的一个指标。肺顺应性与肺弹性阻力呈反变关系，弹性阻力大者扩张性小，即顺应性小；相反，弹性阻力小者则顺应性大。

肺弹性阻力的 2/3 来源于肺泡内液 - 气界面的表面张力，如果向肺内注水，消除液 - 气界面，肺的表面张力消失，则肺弹性阻力下降，肺的顺应性增大。

【实验原理】

家兔，体重 2～3kg。

【实验材料】

1. 仪器设备

哺乳动物手术器械一套，兔气管插管，软橡胶管，水检压计，50ml 或 100ml 注射器，200ml 烧杯，动脉导管，三通管，止水夹 2 个，试管夹，搪瓷缸，双凹夹，铁架台。

2. 试剂、药品

肝素、生理盐水。

肺顺应性测定实验流程如图 7-19 所示。

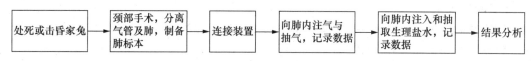

图 7-19　肺顺应性测定实验流程

【实验方法与步骤】

1. 离体兔肺标本的制作

用木棒猛击兔的后脑，将其击昏（也可经股动脉放血或耳缘静脉注射空气致死）。立即切开颈部皮肤及皮下组织，分离气管，在气管上段管壁处切个倒 T 形切口，插入气管插管并用线固定，在插管处的头端剪断气管，将颈部切口延长至胸。提起气管导管，小心将肺与胸腔内其他组织分离，取出肺，用试管夹夹住气管插管，将肺悬挂于空烧杯中，烧杯中不加盐水，肺内切勿注盐水。

2. 标本与装置的连接

气管插管的两侧管分别接上一寸长的软橡胶管，一侧管通过三通管与 100ml 注射器连接，另一侧管安放止水夹后再与水检压计相连，各连接处用线扎紧以免漏气。水检压计中注入肝素盐水，其液平面的高度即"零位"，应与肺尖处于同一水平位置。此时肺外压力与大气压相等，可以此为"零位"，从水检压计读得的水柱数值（cmH$_2$O）即为跨肺压。装置连接如图 7-20 所示。

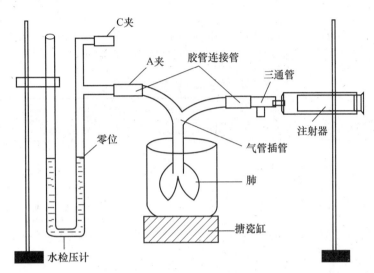

图 7-20　肺顺应性测定装置示意图

3. 实验观察

1）向肺内注气与抽气

（1）注气：关闭 C 夹，用 100ml 注射器经三通管抽入 50ml 空气并关闭三通与大气的通路，打开三通管与肺的通路，向肺内缓慢注入 5ml 气体，待水检压计中上升的水柱稳定后读取并记录水柱数值，即跨肺压数值。间隔 30～60s 后再向肺内缓慢注入 5ml 气体，再读取跨肺压，如此反复，直到肺叶完全张开为止（一般要注入 70～80ml 气体）。

（2）抽气：关闭肺与检压计通路上的止水夹（即图中 A 夹），从肺内缓慢抽出 5ml 气体，打开 A 夹读取跨肺压数值。间隔 30～60s 再抽出 5ml 气体，再读取跨肺压。如此反复，直至检压计水位回到"零位"为止。

2）向肺内注生理盐水和抽生理盐水

（1）赶尽肺内气体（即洗肺）的方法：在烧杯中加入生理盐水，将肺完全淹没。打开 A 夹及 C 夹，向肺内注入 30ml 生理盐水；关闭 A 夹，从肺内抽出盐水；打开 A 夹，再向肺内注入盐水，关闭 A 夹，再抽出盐水。如此反复，直至肺内气体赶尽为止。将检压计从气管插管处拔离，用硬塑料管向检压计内注入盐水直至整个检压计冲满盐水。注盐水赶尽气管插管处的空气，将其与检压计连接，关闭 C 夹。从检压计中抽出盐水直至液面与烧杯中液面处于同一水平位，此时检压计液平面刻度数值即为"零位"，记下此数值，然后关闭 A 夹。

（2）注盐水：用注射器抽 50ml 生理盐水，向肺内缓慢注入 5ml 盐水，打开 A 夹读取跨肺压。间隔 30～60s 再注入 5ml 盐水，读取跨肺压。如此反复，直到肺叶完全张开（一般要注入 70～80ml 盐水）。

（3）抽盐水：关闭 A 夹，从肺内缓慢抽出 5ml 盐水，放开 A 夹，读取跨肺压。间隔 30～60s，再关闭 A 夹，从肺内抽出 5ml 盐水，打开 A 夹，读取跨肺压。如此反复，直至跨肺压降至"零位"为止。

【实验结果】

将实验中记录的跨肺压数值填入下面的表格内（表 7-4），用公式计算出肺静态顺应性。

以跨肺压变化为横坐标（cmH₂O），以肺容量改变为纵坐标（ml），分别绘制注气与抽气、注盐水与抽盐水时的气体压力 - 容积曲线和水压力 - 容积曲线。

表 7-4　跨肺压实验数据记录表

注入介质的体积 /ml	不同情况下的跨肺压			
	注入空气 /cmH₂O	抽出空气 /cmH₂O	注入盐水 /cmH₂O	抽出盐水 /cmH₂O
5				
10				
15				
20				
25				
30				
35				
40				
45				
50				
55				
60				
65				
70				
75				
80				

【注意事项】

（1）制备无损伤的气管 - 肺标本，是实验成败的关键。因肺与周围脂肪组织颜色近似，应特别注意。若不慎造成一侧肺漏气时，可将该侧的支气管结扎，用单侧肺进行实验，但实验时抽注容量应减半。

（2）须用新鲜标本，整个实验中要保持肺组织的湿润。

（3）实验装置各接头处不可漏气。

（4）注气或生理盐水时，速度不宜太快，量也不宜过多，一般不超过 10ml（双侧肺）。

（5）放置肺的平皿要大些，以免悬浮着的肺与平皿壁接触而造成实验误差。

【思考题】

（1）比较气体压力 - 容积曲线和水压力 - 容积曲线，并分析原因。

（2）讨论肺顺应性与肺泡表面张力的关系。

实验十　生理和药理因素对家兔呼吸运动的影响

【实验目的】

（1）学习气管插管术和神经、血管分离术。

（2）学习描记哺乳动物呼吸运动曲线的方法。

（3）观察血液中化学因素（CO_2、O_2 和 H^+）改变对家兔呼吸的影响及机制。

（4）观察迷走神经在家兔呼吸运动调节中的作用及机制。

（5）观察某些药物（吗啡和尼可刹米）对呼吸运动的影响。

【实验原理】

呼吸运动能够有节律地进行并适应机体代谢的需要，均有赖于体内呼吸中枢的调节。体内、外各种刺激（或药物）可以作用于中枢，或通过不同的感受器反射性地影响呼吸运动，使呼吸的频率、节律、通气量等发生改变（图 7-21 和图 7-22）。吗啡属于菲类生物碱，具有抑制呼吸的作用，使呼吸频率减慢，潮气量减少，并随剂量增加而作用增强。尼可刹米又称可拉明，可直接兴奋延髓呼吸中枢，也可刺激颈动脉体和主动脉体化学感受器，反射性兴奋呼吸中枢，使呼吸加深加快。

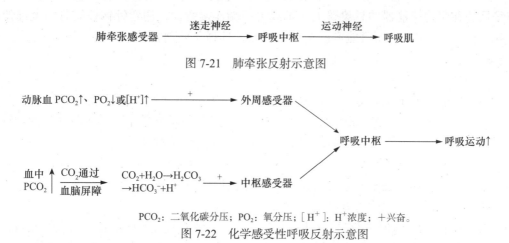

肺牵张感受器 ——迷走神经—→ 呼吸中枢 ——运动神经—→ 呼吸肌

图 7-21　肺牵张反射示意图

动脉血 $PCO_2\uparrow$、$PO_2\downarrow$ 或 $[H^+]\uparrow$ ——+—→ 外周感受器

血中 $PCO_2\uparrow$ $\dfrac{CO_2通过}{血脑屏障}$ $CO_2+H_2O\rightarrow H_2CO_3 \rightarrow HCO_3^-+H^+$ ——+—→ 中枢感受器

→ 呼吸中枢 —→ 呼吸运动$\uparrow$

PCO_2：二氧化碳分压；PO_2：氧分压；$[H^+]$：H^+浓度；+兴奋。

图 7-22　化学感受性呼吸反射示意图

【实验对象】

家兔。

【实验材料】

1. 仪器设备

BL-420 生物机能实验系统，哺乳类动物手术器械 1 套，电刺激器，张力换能器，兔手术台，Y 形气管插管，铁架台，双凹夹，注射器，长、短橡皮管各一条，纱布，棉线。

2. 试剂、药品

生理盐水，CO_2 气囊，N_2 气囊，25% 氨基甲酸乙酯（乌拉坦），3% 乳酸，1% 盐酸吗啡溶液，5% 尼可刹米溶液。

【实验方法与步骤】

按照图 7-23 实验流程进行家兔呼吸运动调节实验。

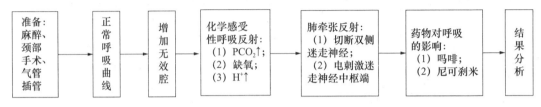

图 7-23　家兔呼吸运动调节实验流程

1. 麻醉和固定

将动物称重后，由耳缘静脉缓慢注入 25% 氨基甲酸乙酯（乌拉坦）4ml/kg，待动物麻醉后，将其仰卧固定于兔手术台上。

2. 手术

剪去颈部、剑突部位的毛。沿颈部正中切开皮肤 6～7cm，用止血钳钝性分离软组织及颈部肌肉，暴露并分离气管和双侧迷走神经，穿线备用。在气管环状软骨下方做倒 T 形切口，向肺方向插入 Y 形气管插管并固定。

3. 连接装置

用双凹夹将张力换能器固定在铁支架上并连接 BL-420 生物机能实验系统。缚一根细线悬挂在张力换能器的悬梁臂上，细线另一端连接弯针，用弯针钩住胸骨剑突部位的皮肤。打开 BL-420 生物机能实验系统主界面，选择实验项目"呼吸运动调节"，进入记录状态。

4. 实验观察

（1）描记正常呼吸曲线：观察正常呼吸频率、幅度等，理解曲线与呼吸运动的关系。

（2）增加无效腔：将两根橡皮管分别连接在气管插管两侧管上，家兔将通过橡皮管进行呼吸，增加了无效腔，观察和记录呼吸运动的变化后取下橡皮管。

（3）增加吸入气中 CO_2 的浓度：将小烧杯罩在气管插管开口上，并将装有 CO_2 的球囊管口对准烧杯内，逐渐松开管上的夹子，增加局部空气中 CO_2 浓度。观察和记录短时间高浓度 CO_2 对呼吸运动的影响。

（4）缺氧：将小烧杯罩在气管插管开口上，并将装有氮气的球囊管口对准烧杯内，逐渐松开管上的夹子，给动物吸入含有较高浓度 N_2 的空气，以降低家兔吸入气中的氧分压，观察和记录缺氧对呼吸运动的影响。

（5）增加血液中 H^+ 浓度：由耳缘静脉较快地注入 3% 的乳酸 2ml，观察、记录呼吸运动的变化。

（6）迷走神经在呼吸运动中的作用：描记一段正常呼吸曲线作为对照；先结扎并剪断一侧迷走神经，观察呼吸运动的变化；再剪断另一侧迷走神经，观察和记录呼吸运动的变化。

（7）电刺激一侧迷走神经的中枢端，观察和记录呼吸运动的变化。

（8）吗啡对呼吸中枢的作用：由耳缘静脉缓慢注射 1% 盐酸吗啡溶液（0.5～1ml/kg），观察呼吸频率、幅度及瞳孔的变化。

（9）尼可刹米对呼吸中枢的作用：待呼吸频率极度减慢，幅度显著降低时，立即由耳缘静脉注射 5% 尼可刹米溶液 1ml/kg，观察和记录呼吸变化。

【实验结果】

记录上述各项实验结果，用文字和数据逐一描述并分析其机制。打印实验结果曲线后，进行剪贴和标注工作。

【注意事项】

（1）气管插管时，应注意止血，并将气管内分泌物清理干净。

（2）每项观察项目前应描记一段正常呼吸曲线作为对照。

（3）张力换能器在实验过程中不得移动，并保证悬线垂直、松紧适度。

（4）经耳缘静脉注射乳酸时，要选择静脉远端，注意不要刺穿静脉，以免乳酸外漏，引起动物躁动。

（5）吗啡对呼吸具有很强的抑制作用，应缓慢注射，一旦呼吸出现明显抑制，马上停止注射。

【思考题】

（1）缺 O_2、CO_2 增多及乳酸增多时对呼吸的影响途径有何不同？

（2）迷走神经在节律性呼吸运动中起何作用？

（3）吗啡和尼可刹米对呼吸中枢的作用机制是什么？

实验十一　胸膜腔内压的测定和气胸观察

【实验目的】

（1）学习胸膜腔内压的直接测量方法。

（2）观察不同因素对胸膜腔内压的影响。

（3）观察胸膜腔内压异常改变和气胸对呼吸的影响。

【实验原理】

胸膜腔是由脏层胸膜和壁层胸膜所构成的潜在腔隙。在平静呼吸时，胸膜腔内压低于大气压，故称为胸膜腔负压或称为胸内负压（图 7-24）。胸内负压可随呼气和吸气过程而波动。胸膜腔密闭是胸膜腔内保持负压的前提，当胸膜腔密闭性被破坏后，外界空气进入胸膜腔，胸内负压消失，产生气胸。胸膜腔内压为肺内压与肺回缩力的差值，即：

胸膜腔内压＝肺内压－肺回缩力　　（7-2）

【实验对象】

家兔。

【实验材料】

1. 仪器设备

哺乳类动物手术器械 1 套，水检压计（连接橡皮管和穿刺针头），兔手术台，双凹夹，气管插管，

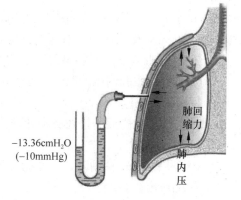

$-13.36cmH_2O$
$(-10mmHg)$

图 7-24　胸膜腔负压产生示意图

注射器，橡皮管（长短各一条），医用胶布。

2. 试剂、药品

生理盐水，25% 氨基甲酸乙酯（乌拉坦）。

【实验方法与步骤】

按照实验流程图 7-25 进行胸内负压的测定和气胸观察。

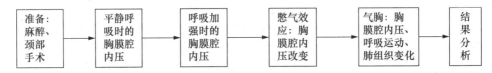

图 7-25　胸内负压的测定和气胸观察实验流程

1. 麻醉和固定

将动物称重后，由耳缘静脉注入 25% 氨基甲酸乙酯（乌拉坦）4ml/kg，待动物麻醉后，将其仰卧固定于兔手术台上。

2. 手术

剪去颈部和右侧胸部的毛，沿颈部正中切开皮肤 6~7cm，分离气管，穿线备用，在气管环状软骨下方做倒 T 形切口，向肺方向插入气管插管并固定。

3. 连接装置

在兔右胸腋前线第四、第五肋间隙，将与水检压计相连的穿刺针头在肋骨上缘顺肋骨方向斜插入胸膜腔，观察到水检压计的水柱下降，并随呼吸升降后，用胶布将针尾固定于胸部皮肤，防止针头滑出或移位。

4. 实验观察

（1）平静呼吸时的胸膜腔内压：待动物呼吸平稳后，从水检压计上读出胸内负压的数值，比较吸气和呼气时数值的不同。

（2）呼吸加强时的胸膜腔内压：将气管插管一侧连接短橡皮管后夹闭，在另一侧连接长橡皮管（约 50cm），以增大无效腔。当呼吸加强时，观察记录此时胸膜腔内压的改变。

（3）憋气效应：在吸气末和呼气末分别夹闭与气管插管相连的橡皮管近端，此时动物虽用力呼吸，但不能吸入或呼出外界空气，处于憋气状态。观察记录此时胸膜腔内压的改变，并注意呼气时胸膜腔内压是否能高于大气压。

（4）气胸及其影响：沿腹壁正中切开皮肤，并沿腹白线切开腹壁肌肉，将内脏往下推，观察膈肌运动。用手术刀小心切开右侧膈肌约 1cm 长，使胸膜腔与大气相通，引起气胸。观察胸膜腔内压的改变、呼吸运动的变化和肺组织萎缩情况。

【实验结果】

用文字和数据逐一描述各项处理前后胸膜腔内压的变化，并分析其机制。

【注意事项】

（1）用穿刺针穿刺时，应控制好进针的方向和深度并固定，以免刺破肺组织和血管，造成气胸或出血。

（2）穿刺针头和橡皮管、水检压计之间连接必须严密，不漏气。

【思考题】

（1）平静呼吸时胸膜腔内压为何始终低于大气压？

（2）憋气时，胸膜腔内压有何改变？是否可以高于大气压？

实验十二　消化道平滑肌生理特性及药物对离体肠的作用

【实验目的】

（1）学习哺乳动物离体器官或组织灌流的方法。

（2）观察哺乳动物胃肠平滑肌的一般生理特性。

（3）观察内环境理化因素的改变和某些药物对离体小肠平滑肌活动的影响。

【实验原理】

哺乳动物消化道平滑肌的生理特性与骨骼肌不同，它具有自动节律性和较大的伸展性，对化学、温度改变及牵张刺激较为敏感。离体小肠平滑肌在适宜的环境中可保持其生理活性，进行节律性活动，当模拟的内环境中理化因素（离子成分、酸碱度、温度、氧分压等）发生改变时，小肠平滑肌的活动也将发生改变。在体内，消化道平滑肌的运动还受神经和激素的调节。副交感神经兴奋时，其节后纤维释放的乙酰胆碱（acetylcholine，ACh）和平滑肌细胞膜上的 M 受体结合后，产生兴奋效应，导致胃肠运动加强；而交感神经兴奋时则产生抑制效应。应用特定受体激动药和阻断药将分别产生特定的效应（图 7-26）。

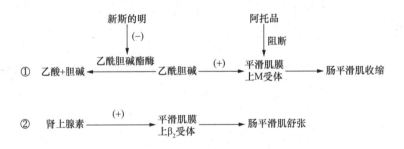

（＋）表示激活；（－）表示抑制

图 7-26　乙酰胆碱和肾上腺素对肠道平滑肌的影响

【实验对象】

家兔。

【实验材料】

1. 仪器设备

HW200S 恒温平滑肌实验系统，BL-420 生物机能实验系统，张力换能器，注射器，培养皿，哺乳动物手术器械 1 套，氧气瓶。

2. 试剂、药品

台氏液，无钙台氏液，1/10 000g/ml 肾上腺素，1/10 000g/ml 乙酰胆碱，1/10 000g/ml 阿托品，甲硫酸新斯的明注射液，1mol/L NaOH 溶液，1mol/L HCl 溶液。

【实验方法与步骤】

按照实验流程图 7-27 观察消化道平滑肌生理特性及药物对离体肠的作用。

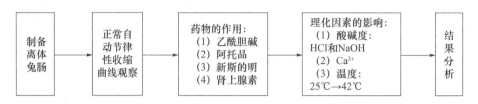

图 7-27 消化道平滑肌生理特性及药物对离体肠的作用实验流程

1. 恒温平滑肌槽的准备

使用 HW200S 恒温平滑肌实验系统，在恒温平滑肌槽的中心管加入台氏液，在外部容器中加温水。开启电源加热，将浴槽温度设定在 38℃左右。将浴槽通气管与氧气瓶相连接，调整通气量为 2～3 个气泡 / 秒，为台氏液供氧。

2. 制备离体兔肠

（1）用木锤猛击兔头枕部，使其昏迷后，迅速剖开腹腔，以胃幽门与十二指肠交界处为起点，沿肠缘剪去肠系膜，再剪取 20～30cm 肠管。取出肠段后，置于 38℃左右台氏液内轻轻漂洗，在肠管外壁用手轻轻挤压以除去肠管内容物。洗净后，用 38℃左右的台氏液浸浴，当肠管出现明显活动时，将其剪成数段，每段约 3cm。

（2）取一节长约 3cm 的肠段，两端结扎，迅速将一端的丝线系于通气管底部的弯钩上，另一端的丝线与张力换能器相连，将标本浸置于 38℃台氏液的浴管内，调节换能器高度，使肠段勿牵拉过紧或过松。

3. 连接实验装置

将张力换能器连接 BL-420 生物机能实验系统，记录离体小肠平滑肌的收缩曲线。

4. 实验观察

（1）正常自动节律性收缩：观察离体小肠平滑肌 38℃时的收缩曲线，观察其收缩的节律、波形和幅度。收缩曲线的幅度表示肠平滑肌收缩活动的强弱；收缩曲线的基线则反映小肠平滑肌的紧张性，基线升高表示紧张性升高，反之，则表示降低。

（2）乙酰胆碱的作用：用滴管加 2～3 滴 1/10 000g/ml 乙酰胆碱于浴管中，观察收缩曲线的节律、波形和幅度有无变化。在观察到明显效应后立即用准备好的 38℃台式液换液洗 2～3 次，待收缩曲线恢复正常后，进行下一项观察，每项实验后重复此操作。

（3）阿托品的作用：用滴管加 2～3 滴 1/10 000g/ml 阿托品于浴管中，观察收缩曲线的变化。2min 后，再加 1/10 000g/ml 乙酰胆碱 2～3 滴，观察收缩曲线的变化，并与第（2）步的实验结果对比，观察有何不同。

（4）新斯的明的作用：用滴管加 2～3 滴甲硫酸新斯的明注射液于浴管中，观察收缩曲线有无变化。

（5）肾上腺素的作用：用滴管加 2～3 滴 1/10 000g/ml 肾上腺素于浴管中，观察收缩曲线的变化。

（6）HCl 的作用：加 1～2 滴 1mol/L HCl 溶液于浴管中，观察收缩曲线的变化，不换液。

（7）NaOH 的作用：在加 HCl 使平滑肌活动减弱的基础上，再加 2 滴 1mol/L NaOH 溶液，观察收缩曲线的变化。

（8）用 38℃无钙台氏液冲洗肠段至少 3 次，更换新鲜的 38℃无钙台氏液，观察收缩曲线的变化。

（9）向 38℃无钙台氏液内加入 1/10 000g/ml 乙酰胆碱溶液 2 滴，观察肠段活动变化。如无反应，1min 后用正常含钙台氏液冲洗 3 次，观察自发性收缩是否恢复。

（10）温度的影响：换 25℃台氏液，观察收缩曲线的变化，并逐渐加温至 42℃，持续观察平滑肌的反应。

【实验结果】

用文字逐一描述各项处理前后小肠平滑肌收缩频率、幅度等的变化，并分析其机制。打印实验结果曲线后，剪贴并对实验具体内容进行标注。

【注意事项】

（1）操作时应避免牵拉肠管，标本连线必须垂直，并不得与浴槽管壁、通气管接触，以免影响记录。

（2）实验过程中注意保持平滑肌槽温度、液面高度和恒定通氧速度。

（3）每次加药前必须先准备好更换用的 38℃台式液，药物效应一旦出现，立即换液 2~3 次，换液应沿内壁流入，避免直接冲击肠段，干扰记录曲线。

（4）上述各药加入剂量系参考数据，效果不明显时可适当补加。

【思考题】

（1）肾上腺素、乙酰胆碱、阿托品和新斯的明对小肠平滑肌的收缩曲线有何影响？其机制是什么？

（2）温度与酸碱度改变对小肠平滑肌收缩曲线有何影响？

实验十三　生理与药物因素对兔尿液生成的影响

【实验目的】

（1）学习输尿管插管术和尿糖测定等泌尿系统实验方法。

（2）观察各种生理和药理因素对尿生成的影响，并分析其作用机制。

【实验原理】

尿生成过程包括肾小球的滤过、肾小管和集合管的重吸收及分泌三个过程。凡能影响上述过程（特别是滤过和重吸收）的因素均可影响尿液的生成。肾小球滤过受滤过膜的面积和通透性、血浆胶体渗透压、肾小球毛细血管压和肾血浆流量等因素的影响，后两者又受肾交感神经和去甲肾上腺素、肾上腺素等体液因素的影响。小管液中溶质浓度等因素可影响肾小管对水的重吸收。此外，影响尿液浓缩和稀释、影响抗利尿激素释放、影响肾素 - 血管紧张素 - 醛固酮系统的因素都能对尿的生成产生影响。

【实验对象】

家兔。

【实验材料】

1. 仪器设备

BL-420 生物机能实验系统、记滴器、电刺激器、哺乳类动物手术器械 1 套、细塑料管、丝线、纱布、滴管、输液架。

2. 试剂、药品

尿糖试纸、25% 氨基甲酸乙酯（乌拉坦）溶液、20% 葡萄糖溶液、1/10 000g/ml 去甲肾上腺素、抗利尿激素（垂体后叶素）、速尿（呋塞米）、生理盐水。

【实验方法与步骤】

按照图 7-28 所示流程进行尿液生成影响实验。

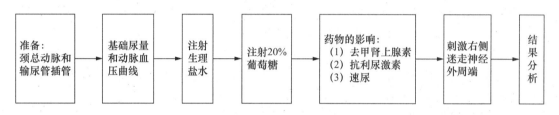

图 7-28　尿液生成的影响实验流程

1. 动物准备

（1）麻醉与固定：将动物称重后，由耳缘静脉注入 25% 乌拉坦 4ml/kg，待动物麻醉后，将其仰卧固定于兔手术台上。

（2）颈部手术：颈部正中切开皮肤，分离左颈总动脉及右侧迷走神经，穿线备用，左颈总动脉常规插管。

（3）下腹部手术：剪去下腹部手术野的兔毛，在耻骨联合上缘沿正中线向上做约 5cm 长的皮肤切口。沿腹白线切开腹壁，暴露腹腔。将膀胱轻轻向外向下拉出，暴露膀胱三角。仔细辨认双侧输尿管，并将一侧输尿管与周围组织轻轻分离。用线将输尿管近膀胱端结扎，在结扎线的上部用眼科剪剪一斜口，切口约为管径一半，把充满生理盐水的细塑料管经输尿管的斜口向肾脏方向插入输尿管，用线结扎固定，进行导尿，可看到尿液随着输尿管的蠕动间断性地从细塑料管中逐滴流出。手术完毕后，用 38℃左右的生理盐水纱布遮盖在腹部切口处，以保持腹腔内湿度和温度。将细塑料管引至兔板边缘，使尿液直接滴在记滴器的金属电极上。

2. 连接装置

（1）打开 BL-420 生物机能实验系统，选择实验项目"影响尿生成的因素"。

（2）将输尿管导管连接记滴装置，通道 2 记录该信息。

（3）左颈总动脉插管通过压力换能器连接通道 1，通道 1 记录血压。

3. 实验观察

依次完成下列实验项目，每项实验开始时，都应先记录血压和尿量作为对照，前一项实验完毕后，应待血压和尿量基本恢复后再进行下一项实验。

（1）记录基础尿量（滴 / 分）和动脉血压曲线。待尿流量稳定后，即可进行后续实验项目。

（2）由耳缘静脉迅速注射 37℃ 的生理盐水 20ml，观察、记录尿量和动脉血压曲线的变化。

（3）由耳缘静脉注射 1/10 000 g/ml 去甲肾上腺素 0.3～0.5ml，观察、记录尿量和动脉血压曲线的变化。

（4）取尿液 2 滴，用尿糖试纸测定尿糖，然后从耳缘静脉注射 20% 葡萄糖 5～10ml，观察、记录尿量和动脉血压曲线的变化，在尿量明显增多时取 2 滴尿液做尿糖定性实验。

（5）由耳缘静脉注射抗利尿激素 2～3U，观察、记录尿量和动脉血压曲线的变化。

（6）由耳缘静脉注射 1% 速尿（0.5ml/kg），观察、记录尿量和动脉血压曲线的变化。

（7）结扎并剪断右侧迷走神经，用保护电极刺激迷走神经的外周端，使血压维持在低水平，观察、记录尿量和动脉血压曲线的变化。

【实验结果】

记录各项处理前后尿量和血压变化的原始数据表格，分析其变化机制。

【注意事项】

（1）实验前给家兔喂食足量的青菜或水，也可选择在麻醉后即给予适量静脉输液。

（2）实验中需多次进行静脉注射给药，应注意保护兔的耳缘静脉，注射时应从靠近耳尖部位开始，逐渐向耳根部移动。若已进行静脉输液，以后每次注射药物可从静脉滴注管所接三通管注入。

（3）输尿管插管方向应与输尿管方向一致，勿使输尿管扭曲，以免引流不畅。

（4）输尿管插管时，注意不要插入管壁肌层与黏膜层之间，并避免反复插管损伤黏膜面造成出血，导致血液凝固，堵塞输尿管。也可在实验开始前静脉注射肝素（250U/ml）2ml/kg，使实验动物肝素化，减少插管后凝血风险。

（5）可根据实际情况调整实验观察项目，如插管后无尿，可先进行葡萄糖注射实验，基本原则是促使尿生成增加和减少的项目交替进行。

【思考题】

（1）从耳缘静脉分别注射速尿和 20% 葡萄糖溶液 5ml，会对尿量产生什么影响？其作用机制有何不同？

（2）静脉注射抗利尿激素，实验动物尿量有何变化？为什么？

实验十四　家兔大脑皮层运动功能定位与去大脑僵直

【实验目的】

（1）通过电刺激兔大脑皮层不同区域观察相关肌肉收缩活动，了解皮层运动区与肌肉运动的定位关系及其特点。

（2）观察去大脑僵直现象，验证中枢神经系统有关部位对肌紧张的调控作用。

【实验原理】

大脑皮层运动区是躯体运动的高级中枢。皮层运动区对肌肉运动的支配呈有序排列状态，且随动物的进化逐渐精细，鼠和兔的大脑皮层运动区功能定位已具有一定的雏形。电刺激大脑皮层运动区的不同部位，能引起特定的肌肉或肌群的收缩运动。

中枢神经系统对肌紧张具有易化和抑制作用，通过二者的相互作用保持骨骼肌适当的紧张度，以维持机体的正常姿势。脑干网状结构是这两种作用发生功能联系的一个重要整合部位（图7-29）。如果在动物的中脑上丘、下丘之间切断脑干，大脑皮层运动区和纹状体等部位与网状结构的功能联系被切断，造成抑制区的活动减弱而易化区的活动相对加强，动物出现四肢伸直，头尾昂起，脊背挺直等伸肌紧张亢进的特殊姿势，称为去大脑僵直。

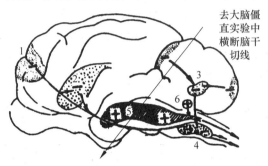

1. 运动皮层；2. 纹状体；3. 小脑；4. 脑干网状结构抑制区；
5. 脑干网状结构易化区；6. 延髓前庭核；"+"表示易化；"—"表示抑制。

图7-29　猫脑内与肌紧张调节有关的脑区及其下行路径示意图

【实验对象】

家兔。

【实验材料】

1. 仪器设备

哺乳类动物手术器械、颅骨钻、咬骨钳、刺激电极、骨蜡或明胶海绵、纱布、棉球、液体石蜡、Y形气管插管。

2. 试剂、药品

25%氨基甲酸乙酯（乌拉坦）溶液、生理盐水。

【实验方法与步骤】

按照图7-30流程进行家兔大脑皮层运动功能定位与去大脑僵直实验。

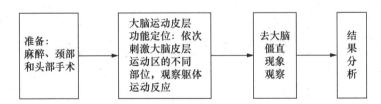

图7-30　大脑皮层运动功能定位与去大脑僵直实验流程

1. 麻醉与固定

从耳缘静脉缓慢注射25%氨基甲酸乙酯3ml/kg，待动物达到浅麻醉状态后，将其仰卧位固定于兔手术台上。

2. 颈部手术

剪去颈部的毛，沿颈部正中线切开皮肤，分离皮下组织及肌肉，暴露气管，插入Y

形气管插管，固定。分离双侧颈总动脉，分别穿线结扎，以避免脑部手术时出血过多。

3. 头部手术

将兔转为俯卧位，固定头部，剪去头顶部的毛，从眉间正中至枕部将头皮和骨膜纵行切开，用刀柄向两侧剥离肌肉和骨膜。用颅骨钻在冠状缝后、矢状缝外的骨板上钻孔（图7-31）。然后用咬骨钳扩大创口，暴露一侧大脑皮层，用注射针头挑起硬脑膜，小心剪去创口部位的硬脑膜，将37℃的液体石蜡滴在脑组织表面，防止皮层干燥。手术完毕，松开动物固定装置，以便观察动物躯体的运动效应。

4. 实验观察

（1）大脑运动皮层功能定位：打开刺激器，选择适宜的刺激参数（波宽0.1～0.2ms，频率20～50Hz，刺激强度10～20V，每次刺激时间5～10s。每次刺激间隔约1min）。采用双电极，参考电极放在兔的背部，剪去此处的被毛，用少许生理盐水湿润，使接触良好，用刺激电极逐点依次刺激大脑皮层运动区的不同部位，观察躯体运动反应。

（2）去大脑僵直：用咬骨钳将所开的颅骨创口向外扩展至枕骨结节，暴露出双侧大脑半球后缘。左手将动物头部托起，右手用刀柄从大脑半球后缘轻轻翻开枕叶，即可见到中脑上丘、下丘（上丘粗大，下丘较小），在上丘、下丘之间，对准兔的口角方向插入颅底（图7-32），并左右拨动，彻底切断脑干。将兔改为侧卧位，约10min后，可见兔的四肢伸直，头昂举，尾上翘，呈角弓反张状态，即为去大脑僵直现象。

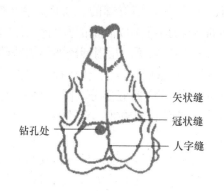

图7-31　兔颅骨标志图

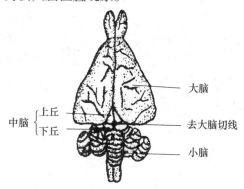

图7-32　兔脑干切断部位示意图

【实验结果】

（1）实验前预先画一张兔大脑半球背面观轮廓图，用刺激电极逐点依次刺激大脑皮层运动区的不同部位，观察躯体运动反应，并将观察到的反应对应地标记在图上。

（2）描述去大脑僵直实验观察到的结果，分析其机制。

【注意事项】

（1）麻醉不宜过深，否则将影响实验效应。若麻醉过浅妨碍实验进行，可在实验动物头皮下局部注射普鲁卡因。

（2）术中应随时止血，注意勿伤及大脑皮层。

（3）使用双极电极时，将刺激电极尖端烧成球形，以防止电极对皮层的机械损伤。

（4）刺激大脑皮层时，刺激的强度应从小到大进行调节，不宜过强，否则影响实验结果，每次刺激应持续5～10s。

（5）切断部位要准确，过低将伤及延髓，导致呼吸停止，过高则不出现去大脑僵直现象。如动物横断脑干后 5～10min 仍不出现僵直现象，呼吸尚平稳，可在原切断面后 2mm 处重新切一刀。

【思考题】

（1）大脑皮层运动区的功能定位有哪些特点？

（2）去大脑僵直产生的机制是什么？

实验十五　反射时的测定和反射弧的分析

【实验目的】

（1）学习制备脊动物的基本方法。

（2）学习研究反射弧的基本方法，分析反射弧组成部分，探讨反射弧的完整性和反射活动的关系。

（3）学习反射时的测定方法，了解刺激强度与反射时的关系

【实验原理】

在中枢神经系统参与下，机体对刺激所产生的适应性反应过程，称为反射。将动物的高位中枢去除，仅保留脊髓的动物称为脊（髓）动物，此时动物仍可完成简单的脊髓反射活动，如屈反射、搔爬反射等。反射活动的结构基础是反射弧，它一般包括感受器、传入神经、神经中枢、传出神经和效应器五部分（图 7-33）。当反射弧的任何一部分受到破坏，完整的反射活动均不能实现。

从刺激开始到反射活动的出现，其间所经历的时间称为反射时。反射发生时，兴奋在中枢传输所需要的时间，称为中枢延搁。反射时的长短除了与突触传递的中枢延搁及是否存在中枢抑制等有密切关系外，还与刺激强度有关，在一定范围内，刺激越强，反射时越短。

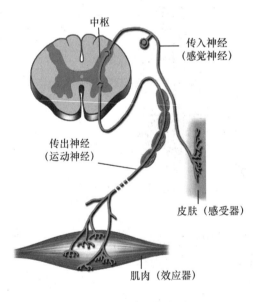

图 7-33　反射弧模式图

【实验对象】

蛙（蟾蜍）。

【实验材料】

1. 仪器设备

蛙类手术器械一套，蛙板，铁支架，长柄试管夹，刺激电极，电刺激器，剪刀，秒表，棉球，纱布，培养皿，烧杯。

2. 试剂、药品

0.3% 硫酸溶液，0.5% 硫酸溶液。

【实验方法与步骤】

按照图 7-34 实验流程进行反射时的测定和反射弧的观察分析。

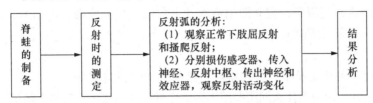

图 7-34 反射时的测定和反射弧的分析实验流程

1．制备脊动物

取蛙（蟾蜍）一只，用粗剪刀由两侧口裂剪去上方脑组织，保留下颌部分，以棉球压迫创口止血，然后用长柄试管夹夹住下颌，悬挂在铁支架上，等待 3～5min 后开始后续实验。

2．反射时的测定

分别将蛙（蟾蜍）左、右后肢的脚趾尖浸入装有 0.3% 硫酸溶液的培养皿中，用秒表分别记录左、右后肢从浸入到产生屈曲所需要的时间。然后立即用烧杯盛清水洗净皮肤上的硫酸，并用纱布擦干，以免灼伤感受器。实验重复 3 次，求其平均值即为反射时（两次之间至少间隔 3min）。用 0.5% 硫酸溶液重复上述步骤，求此时反射时平均值。

3．反射弧的分析

（1）用浸有 0.5% 硫酸溶液的小滤纸片贴在蛙（蟾蜍）下腹部，观察是否有搔爬反射。

（2）用培养皿盛 0.3% 硫酸溶液，将蛙左后肢的脚趾尖浸于硫酸溶液中，观察屈肌反射有无发生。然后用烧杯盛清水洗去其皮肤上的硫酸溶液，并用纱布擦干。

（3）围绕左侧后肢在趾关节上方皮肤做一环状切口，将足部皮肤剥除后，再用 0.3% 硫酸溶液浸泡裸露的中趾趾尖，观察屈肌反射有无发生。

（4）用培养皿盛 0.3% 硫酸溶液，将蛙右后肢的脚趾尖浸于硫酸溶液中，观察屈肌反射有无发生。

（5）将蛙（蟾蜍）放置在蛙板上，在右侧大腿背侧纵行剪开皮肤，在股二头肌和半膜肌之间的沟内找到并分离坐骨神经干，穿双线并结扎，在两结扎线之间剪断坐骨神经，并重复步骤（4），观察右后肢反应。

（6）以适当强度的连续脉冲电刺激坐骨神经的中枢端和外周端，观察同侧和对侧后肢的活动有何不同。

（7）以探针插入脊髓管上下抽动，破坏脊髓，使蛙（蟾蜍）全身松弛，再重复步骤（1）和步骤（6），观察有无反射。

【实验结果】

用文字和数据逐一描述实验结果，计算不同浓度硫酸刺激时反射时的平均值，并进行比较。

【注意事项】

（1）剪颅脑部位应适当，过高则部分脑组织保留，可能会出现自主活动，过低则伤及上部脊髓，可能使上肢的反射消失。

（2）破坏脊髓时应完全，以见到蛙两下肢伸直、肌肉松软为指标。

（3）浸入硫酸中的部位应仅限于趾尖部位，每次浸入的范围、时间相同（几秒钟到半分钟），趾尖不能与培养皿接触。

（4）每次用硫酸刺激后，应立即用清水洗去皮肤残存的硫酸，再用纱布擦干，以免灼伤感受器。每次刺激后应间隔2～3min，再进行下一次刺激，以免互相影响。

【思考题】

（1）在反射弧分析实验中，各观察项目结果如何？其机制是什么？

（2）反射时的长短说明什么问题？用不同浓度的硫酸测得的反射时有何不同？为什么？

实验十六　视觉功能检测

【实验目的】

（1）学习视野测定的方法、正常视野的范围及检测的意义。

（2）学习盲点测定的方法。

（3）学习眼的近反射和瞳孔对光反射的检查方法，掌握其反射通路。

【实验原理】

视野是指单眼固定注视正前方某一点时所能看到的空间范围。由于面部结构（鼻和额）阻挡视线，影响了视野的大小和形状，正常人的视野颞侧大于鼻侧，下方视野大于上方视野。在亮度相同的条件下，白色视野最大，其次是黄色、蓝色、红色，绿色视野最小（图7-35）。测定视野有助于了解视网膜、视觉传导通路和视觉中枢的功能。

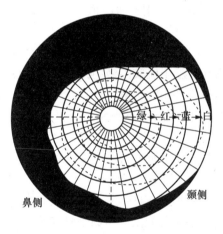

图 7-35　人右眼视野图

视网膜上视神经纤维汇集穿出眼球的部位称为视乳头，因此处无感光细胞，不能感光，在视野中形成生理盲点。根据物体成像规律，通过测定盲点投射区域的位置和范围，再根据相似三角形对应各边成正比的定理计算出视网膜盲点所在位置和范围。

人眼由远视近或由近视远时会发生调节反射，包括晶状体凸度、瞳孔直径及两眼视轴的改变，最终使物体在两眼视网膜对称部位形成清晰的像。看近物时，可反射性地引起双侧瞳孔缩小，称为瞳孔近反射。瞳孔对光反射是指瞳孔在强光照射下缩小，而在弱光照射时散大的反射，此反射为互感性（图7-36）。这些反射都是视网膜受到光刺激后，通过特定的反射途径发生的神经反射，检查这些反射可了解反射弧是否正常，有助于某些疾病的定位诊断。

强光 → 视网膜 $\xrightarrow{\text{视神经}}$ 中脑顶盖前区 → 双眼动眼神经缩瞳核 → 动眼神经中副交感纤维 $\xrightarrow{\text{睫状神经}}$ 睫状体 → 瞳孔缩小（双侧）

图 7-36　瞳孔对光反射过程

【实验对象】

人。

【实验材料】

视野计，视野图纸，白纸，笔，直尺，各色视标（黑、白、蓝、红、绿），遮眼板，蜡烛，火柴，手电筒。

【实验方法与步骤】

按照图 7-37 实验流程进行视觉功能检测。

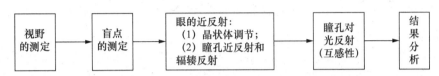

图 7-37　视觉功能检测实验流程

1. 视野的测定

（1）学习视野计的使用：常用的弧形视野计（图 7-38）有一个安在支架上的半圆弧形金属板，可绕水平轴做 360° 的旋转，旋转的角度可以从分度盘上读出。圆弧外面有刻度，表示该点射向视网膜周边的光线与视轴所成夹角的度数，视野的界限就是以此角度来表示。在圆弧内面中央装有一面小镜作为目标物，其对面的支架上附有托颌架与眼托架。此外，视野计都附有白、黄视标或蓝、红、绿视标。

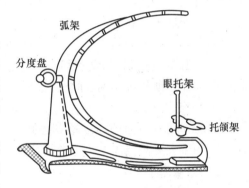

图 7-38　弧形视野计

（2）将视野计放在光线充足的位置，受试者将下颌放在托颌架上，眼眶下缘靠在眼托架上，使眼与弧架的中心点位于同一水平面上。受试者遮住左眼，右眼注视弧架的中心点，检查者首先选择白色视标沿弧架一端慢慢从周边向中央移动，随时询问受试者是否看见了视标，当受试者回答看见时，就将视标倒移回一小段距离，然后再向中央移动，重复测试一次，标记在视野图纸相应经纬度数上。

（3）将弧架顺时转动 45°，重复上述过程。如此继续，共操作 8 次，在视野图纸上得出 8 个点，将视野图上的 8 个点依次连接起来，就得出白色视野的范围。

（4）按照相同的操作方法，测出右眼的黄、红、绿各色视觉的视野。

（5）以同样方法，测定左眼的白、黄、红、绿四色的视野，进行比较。

2. 盲点的测定

（1）取一张白纸固定在受试者对面的墙上，其中心与受试者眼在同一水平。在白纸左边与受试者眼在同一水平的地方用黑墨水做一个"十"符号，受试者与纸间距离为 50cm。受试者以遮眼板遮蔽左眼，右眼注视"十"字。

（2）测试者持黑色视标，由白纸上"十"字开始沿水平线慢慢地向外侧移动。当受试者刚刚看不到视标时，记下视标所在位置，再继续将视标向外移动，当受试者再次看到视标时，再做一记号。

（3）由所记下的两个记号的中点起，沿着多个方向移动视标，找出视标看不见和看见的交界点。将各点连接起来，形成一个大致呈圆形的圈，此圈所包括的区域即为盲点的投射区。

（4）根据相似三角形对应各边成正比的定理，可按公式（7-3）计算盲点的直径。

$$\frac{\text{盲点的直径}}{\text{盲点投射区直径}} = \frac{\text{节点与视网膜的距离（15mm）}}{\text{节点至白纸的距离（500mm）}} \qquad (7\text{-}3)$$

其中，盲点的直径＝盲点投射区直径×15/500（mm）。

（5）按照相同的方法测定另一侧的盲点投射区，并计算盲点的直径。

3. 眼的近反射

（1）晶状体调节：在暗室中，受试者持点燃的蜡烛放于眼的左前方，并注视数米外的某一目标。检查者可以观察到蜡烛在受试者眼内的3个烛像。其中最亮的中等大小的正像（甲）是由角膜前表面反射而成；通过瞳孔可见到一个较暗而大的正立像（乙），由晶状体前表面反射而成；另一个较亮而最小的倒立像（丙），则是由晶状体后表面反射而形成。后两个像均需通过瞳孔才能观察到。看清3个烛像后，记录各像的位置和大小。再让受试者转而注视15cm处的近物（可由检查者竖一手指作目标），此时可见甲像和丙像无明显变化，乙像向甲像靠近并变小。这说明视近物时晶状体前表面凸度增加靠近角膜，曲率变大，而角膜前表面和晶状体后表面的曲率及位置均无明显改变。

（2）瞳孔近反射和辐辏反射：让受试者注视正前方远处物体，观察其瞳孔大小。然后，将物体逐渐移近，观察此过程中受试者瞳孔大小的变化和两眼瞳孔间距离的改变。

4. 瞳孔对光反射

让受试者注视远方，观察其瞳孔大小。然后用电筒照射受试者左眼，观察其瞳孔变化，并用手在鼻侧挡住以防止光照射右眼，重复上述试验，观察双眼瞳孔变化。

【实验结果】

（1）测出双眼白、黄、红和绿色四色视野，绘出图形，并描述其差异。

（2）测定并记录同组成员盲点的位置和直径。

（3）描述视近物过程中瞳孔大小、间距改变情况。

（4）描述光线照射下瞳孔大小变化，观察双眼是否具有互感性？其灵敏度如何？

【注意事项】

（1）在视野测定过程中，受试眼应始终凝视弧架的中心点，眼球不能任意移动，只能用"余光"观察视标。

（2）视野测试时，视标移动速度要慢，有时间可多测几个点，这样所得的视野图更精准。

（3）盲点测定时，受试眼应与"十"字等高，检查时眼睛始终注视"十"字。

（4）眼的调节反射和瞳孔对光反射实验应在暗室中进行，受试者双眼需直视远处某一点，不可注视光源。

【思考题】

（1）单眼视野的形状为什么呈不规则的圆形？

（2）不同颜色的视标测出的视野有何不同？为什么？

（3）为什么平时注视物体时感觉不到盲点的存在？

（4）什么是眼的近反射？其途径如何？

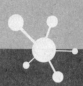

第八章　病理生理学实验

实验一　心源性肺水肿

【实验目的】

（1）复制实验性肺水肿。

（2）了解肺水肿的表现及其发生的机制。

（3）探讨急性肺水肿的治疗方案。

【实验原理】

肺水肿主要是指肺血管内液体渗入肺间质和肺泡，使肺血管外液量增多的病理状态（图8-1）。临床上常见的肺水肿是心源性肺水肿和肾性肺水肿。病理上可分为间质性水肿和肺泡性水肿两类，可同时并存，或以某一类为主。其发生机制主要有三种：①肺毛细血管流体静压增高；②肺毛细血管通透性增高；③血浆胶体渗透压下降、肺淋巴回流障碍等辅助作用。

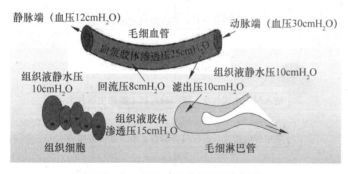

图 8-1　水肿血管内外影响因素

本实验通过快速滴注生理盐水（图8-2），使循环血容量急剧增多（静脉回心血量增加，血浆胶体渗透压降低）；大剂量给予肾上腺素，一方面可激活肾上腺素 α 受体，使外周血管剧烈收缩（动脉外周阻力增大，静脉回心血量增多）导致心脏前、后负荷明显增加，而肺血管反应轻，收缩弱，致使肺淤血水肿；另一方面中毒剂量的肾上腺素使心率加快，左心

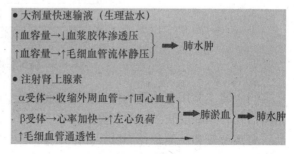

图 8-2　肺水肿实验发生机制

室不能把注入的血液充分排出，左心室舒张期末压力递增，可引起左心房的压力增高，也使肺静脉回流受阻，从而发生淤血。随着快速输液，右心输出量加大，肺血流量增加，一旦超过血浆胶体渗透压，进入肺组织肺泡液体增多，能引起急性心源性肺水肿。

【实验动物】

2～2.5kg 家兔。

【实验材料】

生理盐水、1% 普鲁卡因、肾上腺素生理盐水（1% 肾上腺素 1ml ＋ 生理盐水 9ml）。

婴儿秤、天平、气管插管、生物机能实验系统、静脉导管及静脉输液装置、颈部小手术器械、听诊器、烧杯、纱布、线、滤纸、兔固定台。

【实验步骤】

取年龄、性别、体重无明显差异的 2 只兔，分为实验组和对照组，按照图 8-3 肺水肿实验流程操作，实验过程中要对比观察对照组与实验组动物的表现和结果。

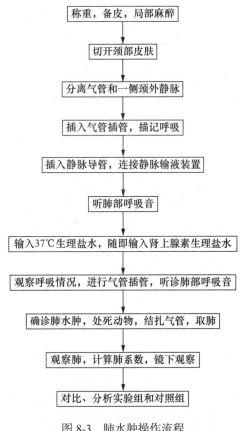

图 8-3　肺水肿操作流程

（1）将实验用兔称重后仰卧固定于兔台上，剪去颈部被毛，用 1% 盐酸普鲁卡因局部麻醉后切开颈部皮肤，按常规操作。

分离气管和一侧颈外静脉，在下面穿一线。切开气管，插入气管插管，用生物机能实验系统描记呼吸。把静脉导管连接静脉输液装置，注意排除管道内的气体。结扎颈外静脉远心端，在近心端靠近结扎处剪一小口并插入静脉导管，结扎固定，打开静脉输液装置的螺旋夹，如果输液畅通时，即拧紧螺旋夹。

（2）描记一段正常呼吸情况，并用听诊器听肺的呼吸音，然后输入37℃生理盐水（输入总量按100ml/kg计算，输液速度为180～200滴/分），待滴注将近完成时，立即在输液瓶中加入肾上腺素生理盐水（肾上腺素0.45mg/kg）。对照组不加肾上腺素。

（3）密切观察呼吸改变和气管插管是否有粉红色泡沫液体流出，并用听诊器听诊肺部有无湿啰音出现。当肺水肿出现时，则夹住气管，处死动物，打开胸腔，用线在气管分叉处结扎（防止肺水肿液流出），在结扎处上方切断气管，小心分离心脏及其血管（勿损伤肺），把肺取出。用滤纸吸去肺表面的水分后，称取肺重，计算肺系数。然后肉眼观察肺大体的改变，并切开肺，观察切面的改变，注意有无泡沫液体流出。

（4）镜下观察肺水肿和正常肺组织切片。

肺系数计算公式见公式（8-1）。

$$肺系数 = \frac{肺重（g）}{体重（kg）} \qquad (8\text{-}1)$$

正常兔的肺系数为4～5。

根据实验组和对照组的不同结果，联系理论分析肺水肿发生的机制。

肺水肿操作流程如图8-3所示。

观察项目如表8-1所示。

表8-1 肺水肿实验观察项目

项目	实验组	对照组	项目	实验组	对照组
呼吸改变			肺重量/g		
听诊			兔体重/kg		
粉红色泡沫液			肺切面		
肺表面状况			肺系数		

【注意事项】

（1）忌用实验前已有明显肺部异常征象（湿啰音、喘息、气促等）的动物，否则影响结果的可靠性。

（2）实验兔与对照兔的输液速度应基本一致，输液不要太快，速度控制在180～200滴/分为宜。

（3）解剖取出肺时，切勿损伤肺表面和挤压肺组织，以防水肿液流出，影响肺系数值。

（4）第1次使用肾上腺素肺水肿征象不明显者，可重复使用，两次输药间隔10～15min，不宜过于频繁。

【思考题】

（1）水肿发生的机制是什么？

（2）肺水肿发生的机制是什么？本实验中涉及肺水肿发生机制的哪些方面？

（3）实验组加入去甲肾上腺素的作用是什么？

（4）实验组和对照组是否都可发生肺水肿？为什么？

实验二　兔高钾血症及其治疗

【实验目的】

（1）学习、掌握家兔高钾血症模型的复制方法。

（2）观察、记录家兔高钾血症的心电图变化。

（3）了解和实践高钾血症的抢救措施。

（4）通过实验加深高钾血症对心肌电生理的影响的理解。

【实验原理】

血钾是维持正常生命活动所必需的电解质之一，成人体内血钾 80% 以上分布于细胞内液，细胞外液中含量很少。血钾的重要生理功能是维持细胞内、外液之间渗透压平衡和酸碱平衡，维持神经、肌肉的正常兴奋性，对心肌兴奋性有抑制作用。高血钾可使心脏有效不应期缩短，兴奋性和传导性呈双相变化。血钾急剧增高时，由于严重神经、肌肉信号传导阻滞和兴奋性消失，导致心跳停止（图8-4）。

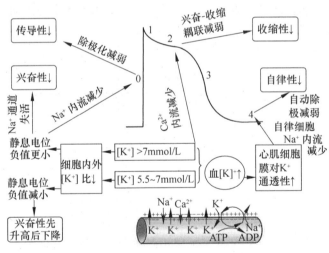

0、1、2、3、4代表动作电位的不同时期

图 8-4　高钾血症对家兔心肌的影响

本实验旨在通过静脉给钾复制高血钾症，观察心电图表现，并对静脉注射不同药物使机体产生不同效应，以及钾离子转入细胞或排出体外的时效进行比较分析，从而找出针对具体的高钾血症的最优治疗途径。

【实验对象】

2～2.5kg 家兔（雌雄不限）。

【实验材料】

婴儿秤，兔固定台，心电图机，2ml、5ml 注射器，小儿头皮针，手术器械 1 套，2%、5%、10% 氯化钾生理盐水溶液，4% 碳酸氢钠，5% 葡萄糖胰岛素溶液，10% 氯化钙，

11.2% 乳酸钠溶液，胰岛素。

【实验方法与步骤】

1）取健康家兔一只，称重后，将其仰卧位固定（图8-5）。

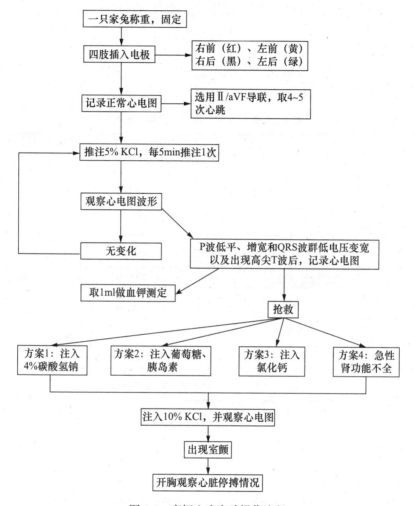

图 8-5　高钾血症实验操作流程

2）将心电图机针形电极分别插入四肢踝部皮下。导线按右前肢（红）━━━➤ 左前肢（黄）━━━➤ 右后肢（黑）━━━➤ 左后肢（绿）的顺序连接。

3）打开心电图机，主要选用 II /aVF 导联描记心电图。

（1）记录一段正常心电图。纸长以每小组能记录 4～5 次心跳即可。

（2）每隔 5min 缓慢推注 5% 氯化钾（KCl）溶液 1ml/kg（共 3 次）。观察心电图波形有无改变。如无改变，继续注入 5% 氯化钾。出现 P 波低平、增宽，QRS 波群低压变宽和高尖 T 波后，描记一段心电图。立即取血 1ml 做血钾测定，并开始实施抢救。

（3）抢救给药

方案一：由耳缘静脉注射 4% 碳酸氢钠 5ml/kg（表 8-2）。

方案二：由耳缘静脉注入葡萄糖、胰岛素溶液 7ml/kg（表 8-3）。

方案三：由耳缘静脉注入 10% 氯化钙溶液 2ml/kg（表 8-4）。

方案四：对于肾功能不全的兔子，不能输液过多，可用 10% 葡萄糖酸钙 3ml/kg，11.2% 乳酸钠溶液 1.5ml/kg，25% 葡萄糖溶液 12ml/kg 加胰岛素 0.6U，24h 静脉滴注（表 8-5）。

（4）最后注入 10% 氯化钾，边注射边观察心电图波形改变。出现室颤时，立即开胸观察心脏及其停搏情况。

（5）观察项目

① 观察每次正常推注 5% 氯化钾溶液时及抢救后心电图各波段幅度及时程的变化：心率（次 / 分）、T 波（mV）、P 波（mV）、QRS 波（s）及 R 波（mV）。

表 8-2　复制高钾血症及按方案一给药

A 组	心电图	血钾浓度 / (mmol·L^{-1})
正常（对照组）		
给药后 5min		
给药后 30min		
给药后 60min		

表 8-3　复制高钾血症及按方案二给药

B 组	心电图	血钾浓度 / (mmol·L^{-1})
正常（对照组）		
给药后 5min		
给药后 30min		
给药后 60min		

表 8-4　复制高钾血症及按方案三给药

C 组	心电图	血钾浓度 / (mmol·L^{-1})
正常（对照组）		
给药后 5min		
给药后 30min		
给药后 60min		

表 8-5　复制高钾血症及按方案四给药

D 组	心电图	血钾浓度 / (mmol·L^{-1})
正常（对照组）		
给药后 5min		
给药后 30min		
给药后 60min		

② 观察家兔呼吸、瞳孔、眼球、皮肤黏膜及肌张力的变化情况。

③ 观察开胸后心脏停搏情况。

【注意事项】

（1）在记录心电图时要注意排除干扰，在排除心电图机本身故障及交流电和肌电干扰后，应将动物移至离心电图机稍远处，然后检查各连接导线有无脱落，电极连接是否紧密，并尽量避免导线纵横交错的现象。动物固定台上要保持干燥。

（2）每次使用针形电极时，要用酒精或生理盐水擦净，并及时清除电极和电线周围的血和水迹，以保持良好的导电状态。

【思考题】

（1）注射不同浓度氯化钾后，心电图有何异常变化？其发生机制是什么？

（2）最后出现室颤时，心脏停搏在何种状态？为什么？

实验三　酸碱平衡紊乱

【实验目的】

（1）学会复制酸碱平衡紊乱的动物模型。

（2）根据酸碱平衡紊乱时血液酸碱指标的变化，判断代谢性酸中毒、呼吸性酸中毒、呼吸性碱中毒和复合性酸碱中毒对血液酸碱参数的影响，分析其变化机制。

（3）根据实验结果探讨酸碱失衡治疗方案。

【实验原理】

正常人体血液 pH 是相当恒定的，即动脉血 pH 平均值为 7.40，其波动范围甚小，为 7.35～7.45。这是由于机体具有完善的酸碱平衡调节机制（图 8-6）。疾病状态下体内酸碱超负荷或严重不足可导致体液内环境酸碱度稳定性破坏，随即机体动员代偿调节机制，血气指标、酸碱指标会随之发生改变。

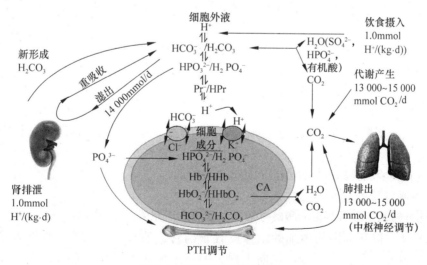

图 8-6　酸碱平衡调节机制

酸碱平衡紊乱复制方法包括以下 4 种：①通过窒息法造成呼吸性酸中毒；②通过增加通气量，使肺过度通气，复制呼吸性碱中毒；③通过静脉注入碱的方法复制代谢性碱中毒；④通过静脉注入肾上腺素导致肺水肿、呼吸功能不全而致代谢性酸中毒合并呼吸性酸中毒。

【实验对象】

犬。

【实验材料】

3% 戊巴比妥钠溶液，1% 盐酸普鲁卡因，10mg/ml 肝素生理盐水，12% 磷酸二氢钠或 0.5mol/L 盐酸，5% 碳酸氢钠，0.1% 肾上腺素；2ml 和 10ml 注射器及针头，小软木塞，手术器械，温度计，简易人工呼吸器（皮球式），麻醉用橡皮气管插管，血红蛋白吸管，沙利比色计，6V 交流电刺激装置（可利用显微镜变压器或其他变压装置加上刺激电极组成），血气酸碱分析仪。

【实验方法与步骤】

1. 用犬复制酸碱平衡紊乱

（1）将犬用 3% 戊巴比妥钠（1ml/kg）麻醉（麻醉勿过深或过浅）后，仰卧固定。

（2）剥离两侧股动脉和一侧股静脉。在一侧股动脉内插入套管描记血压。用呼吸机描记呼吸。

（3）测定肛温和血红蛋白浓度。

（4）用 2ml 注射器吸取肝素少许，润湿注射器壁后推出，使注射器死腔和针头内部都充满肝素溶液。然后朝向心方向刺入已剥离的股动脉内抽血 0.5～1ml（注意切勿进入气泡）。拔出后立即插入小软木塞内以隔绝空气，用手搓匀，进行实验前的血液 pH、PCO_2、$[HCO_3^-]$ 和 BE 的测定。

2. 复制酸碱平衡紊乱流程

测定实验前各项指标后，可选择下列中的数项进行实验。

1）代谢性酸中毒及其补碱治疗

（1）向股静脉内注入 12% 磷酸二氢钠 5ml/kg 或 0.5mol/L 盐酸 3ml/kg，描记呼吸和血压。

（2）输完后 10min，由股动脉取血 0.5～1ml，测定血 pH、PCO_2、$[HCO_3^-]$ 和 BE 值。

（3）根据注入酸后测得的 BE 值，进行补碱治疗。

BE 绝对值 × 体重（kg）×0.3＝所需补充碳酸氢钠的量（mg）

所需补充的 5% 碳酸氢钠的量（ml）＝所需补充碳酸氢钠的量（mg）/0.6

（4）注入碳酸氢钠治疗后 10min，再取血测定 pH、PCO_2、$[HCO_3^-]$ 及 BE 值，观察是否恢复正常。

以犬为实验动物的具体操作步骤如图 8-7 所示。

2）呼吸性酸中毒

上述补碱治疗以后测得的酸碱参数即本实验的对照值，进行呼吸性酸中毒的实验。

（1）取一根麻醉用的稍细的硬橡皮气管插管，插入犬的气管。具体方法是：助手一手将犬的下颚和舌头一并抓住向上提，另一手抓住上颚往下拉，使口腔张大。术者左手握手电筒照亮咽喉部，右手持用水润湿过的气管插管。待犬吸气，会厌张开时，迅速而轻巧地将管子插入喉部，再轻轻推入气管。此时用手摸犬的颈部，可摸到气管内有硬的管子。将露在体外的管口插入盛水的杯中，可见呼气时有气泡冒出。若管子未进入气管而进入食道，则在颈部摸到的管子不硬，而且水杯中的管口没有气泡冒出，

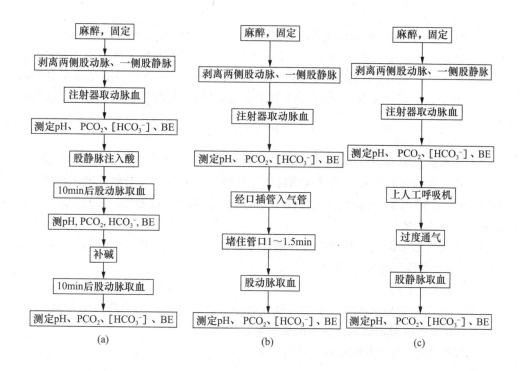

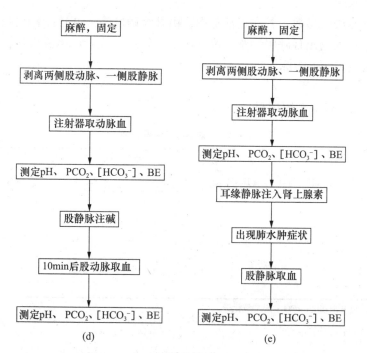

（a）代谢性酸中毒＋补碱治疗；（b）呼吸性酸中毒；（c）呼吸性碱中毒；（d）代谢性碱中毒；
（e）代谢性酸中毒合并呼吸性酸中毒

图 8-7　犬酸碱平衡紊乱实验操作流程

此时应拔出重插。

（2）管子插好后，待犬安静下来，用手堵住管口 1～1.5min。描记呼吸血压。在这 1～1.5min 之末，迅速从股动脉取血 0.5～1ml，然后解除堵塞，观察血酸碱参数变化。如不用气管插管，可用塑料袋套住犬口、鼻，造成窒息。注意气道阻塞或窒息时间不可过长，否则引起的将不是单纯的呼吸性酸中毒而是呼吸性酸中毒合并缺氧所致的代谢性酸中毒。

3）呼吸性碱中毒

（1）气管阻塞解除 10min 后，从股动脉取血 0.5～1ml 作为本实验前的对照值。

（2）在气管插管口上安上皮球式简易人工呼吸器。以 60 次 / 分的速度用力挤压人工呼吸器的气囊 30s 至 1min，每次约挤出囊内一半的空气，造成过度通气，在此期之末，抽股动脉血，测定酸碱参数。

若犬因通气过度而出现呼吸停止，术者可对着插管口呼出自己的肺泡气，使犬吸入气内 PCO_2，增加而恢复呼吸运动。

4）代谢性碱中毒

取股动脉血测定酸碱参数，表明呼吸性碱中毒已恢复后，从股静脉注入 5% 碳酸氢钠 3ml/kg，10min 后由股动脉取血测定酸碱参数。

5）代谢性酸中毒合并呼吸性酸中毒

急性肺水肿

取血，测酸碱参数，若在正常范围，由耳缘静脉注入 0.1% 肾上腺素 1ml/kg，造成急性肺水肿。待动物出现呼吸困难、躁动不安、发绀，或者口鼻流出粉红色泡沫状液体时，再抽动脉血测定酸碱指标。

3．观察项目记录

按照表 8-6 记录观察项目。

表 8-6　观察指标

分组	血气指标					
	pH	$[HCO_3^-]$	SaO_2	$PaCO_2$	PaO_2	tCO_2
1						
2						
3						
4						
5						

注：SaO_2：血氧饱和度；tCO_2：总二氧化碳。

【思考题】

（1）代谢性酸中毒时，机体依靠哪些脏器代偿？如何代偿？

（2）简述代谢性酸中毒对心血管系统的影响及其机制。

实验四 缺氧及其解救

【实验目的】

（1）复制低张性缺氧、血液性缺氧的动物模型，观察不同类型缺氧过程中实验动物的一般状况，如呼吸和唇、尾颜色等机体功能变化以及死亡时间。

（2）加深对缺氧分类和缺氧机制及不同类型缺氧特点的理解。

（3）了解常见类型缺氧的解救办法。

【实验原理】

缺氧是指由于供氧减少或用氧异常导致机体代谢、功能，甚至形态结构等发生变化的病理过程。根据原因与发生机制，缺氧可分为四类，即低张性缺氧、血液性缺氧、循环性缺氧和组织中毒性缺氧（图8-8）。缺氧时机体的血氧指标、循环系统、呼吸系统，以及皮肤、黏膜颜色等均会发生一定的变化。采用将实验动物置于钠石灰广口瓶、一氧化碳发生装置或腹腔注射亚硝酸钠等方法，模拟不同类型缺氧模型，观察不同缺氧情况下实验动物呼吸频率、幅度、皮肤黏膜颜色、活动状态等的变化，分析其发生机制。

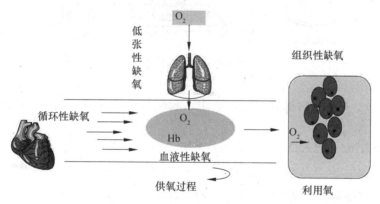

图8-8 缺氧动因及类型

【实验对象】

18～25g 小白鼠，7～8只，体重、年龄、性别无明显差异，分别编号标记。

【实验材料】

钠石灰（NaOH·CaO），甲酸，浓硫酸，5%亚硝酸钠，1%亚甲蓝，0.1%氰化钾，生理盐水。

小白鼠缺氧瓶（带塞锥形瓶或广口瓶，容积为100～125ml），CO发生装置，生物机能实验系统，广口瓶，5ml和2ml刻度吸管，1ml注射器，酒精灯，剪刀，镊子。

【实验方法与步骤】

1. 低张性缺氧

（1）取钠石灰少许（约5g）及1号小白鼠并将其放入缺氧瓶内。取2号小白鼠，腹腔注射盐酸普萘洛尔 0.2ml/10g 后，放入置有钠石灰（约 5g）的另一个缺氧瓶内，观察动物的一般情况，如呼吸频率（次 /10s）［正常呼吸频率 163（84～230）次 / 分］，呼吸深度，皮肤和口唇的颜色。然后塞紧瓶塞，记录时间，以后每 10min 重复观察上述指标一次（如有其他变化则随时记录），直到动物死亡为止。

（2）动物尸体留待实验 2、3、4 做完后，再依次打开其腹腔，比较血液或肝脏颜色。

2．血液性缺氧

1）一氧化碳中毒性缺氧

（1）按图 8-9 安装好 CO 发生装置。

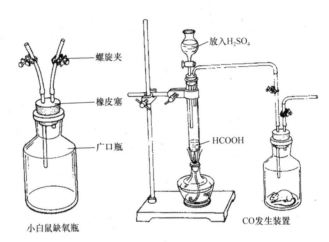

图 8-9　CO 发生装置

（2）将 3 号、4 号小白鼠放入广口瓶中，观察其正常表现，然后将广口瓶与 CO 发生装置连接。

（3）取甲酸 3ml，放入试管内，加入浓硫酸 2ml，塞紧。

$$HCOOH \xrightarrow{H_2SO_4} H_2O + CO \uparrow$$

（可用酒精灯加热，加速 CO 的产生，但不可过热，以免液体沸腾，因 CO 产生过多、过快，则动物迅速死亡，血液颜色改变不明显。）

（4）观察指标与方法同上。

2）亚硝酸钠中毒性缺氧

（1）取 5 号、6 号小白鼠，观察正常表现后，向腹腔注入 5% 亚硝酸钠 0.3ml，其中 1 只注入亚硝酸钠后，立即再向腹腔内注入 1% 亚甲蓝溶液 0.3ml，另 1 只再注入生理盐水 0.3ml。

（2）观察指标与方法同 1，比较两鼠表现及死亡时间有无差异。

3．正常对照

（1）7 号小白鼠作为正常对照。

（2）所有实验完成，用脱颈椎法处死 4 号、5 号、7 号小白鼠，最后将所有小白鼠腹腔剖开，取出肝脏。

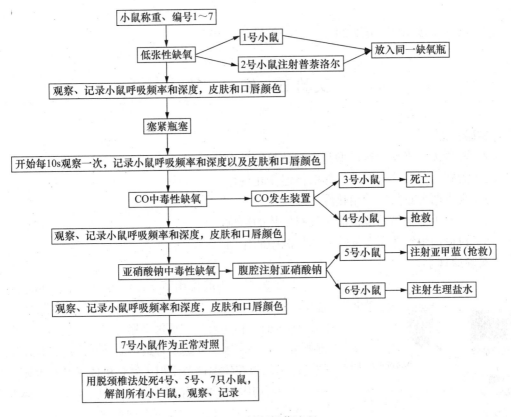

图 8-10 缺氧操作流程

4. 观察项目记录

按照表 8-7 记录实验动物在不同缺氧条件下的观察指标。

表 8-7 缺氧观察指标

小白鼠编号	出现症状时间	死亡时间	存活时间	皮肤、趾端、口唇黏膜的颜色	肝脏的颜色	备注
1 号						
2 号						
3 号						
4 号						
5 号						
6 号						
7 号						

【注意事项】

（1）缺氧瓶一定要严密，可将凡士林涂在瓶塞外面，增加瓶塞密封性。

（2）小白鼠腹腔注射应稍靠左下腹，勿损伤肝脏，还应避免将药液注入肠腔或膀胱。

【思考题】

（1）小白鼠在 3 组对照实验过程中呼吸频率、皮肤、黏膜颜色各有何特点？试解释其原因。

（2）联系临床实际，试分析不同类型的缺氧治疗。

实验五　发　　热

【实验目的】

（1）复制内毒素性发热模型与内生致热原性发热模型。

（2）观察两种致热原所致发热的体温变化规律。

（3）观察两种致热原的耐热性。

（4）观察中枢神经系统机能状态对发热的影响。

（5）讨论内生致热原在发热基本机制中的作用。

【实验原理】

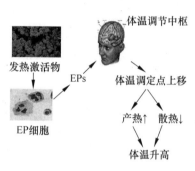

图 8-11　发热机制

在发热激活物的作用下，体温调节中枢的调定点上移引起调节性体温升高，当体温升高超过正常值 0.5℃（37.5℃）时，称为发热。从这个概念来看，发热有 3 个关键要素：一是病因，发热要有致热原的作用；二是作用部位，作用部位在体温调节中枢（就是机体主动要求体温升高）；三是作用的结果，作用的结果是调定点上移，体温升高幅度超过 0.5℃。内毒素被吞噬细胞吞噬，使吞噬细胞激活并合成 EP（图 8-11）。

本实验以内毒素为发热激活物，注入家兔体内，内毒素被吞噬细胞吞噬，使吞噬细胞激活并合成内源性致热原（endogenous pyrogen，EP），EP（相对分子质量小）入血后透过血脑屏障进入神经中枢，并通过增加前列腺素（PGE）、环磷酸腺苷（cAMP），使视前区 - 下丘脑前部的体温调节中枢调定点上移，通过热敏神经元抑制和冷敏神经元兴奋，使产热增加，散热减少，导致体温升高而发热。

【实验对象】

家兔。

【实验材料】

液体石蜡，25% 乌拉坦溶液，20% 精制大肠杆菌内毒素生理盐水溶液（每毫升含 0.2μg），内生致热原生理盐水溶液。

婴儿秤，温度计，坐标纸，灭菌的 5ml、10ml 注射器及 7 号针头，38℃恒温水浴装置，90℃恒温水浴装置。

【实验方法与步骤】

发热操作流程如图 8-12 所示。

（1）取体重近似的家兔 5 只，分别称重，并加上标记以区别 A、B、C、D、E 兔。

（2）E 兔经耳缘静脉注入 25% 乌拉坦溶液 4ml/kg，进行全身麻醉。

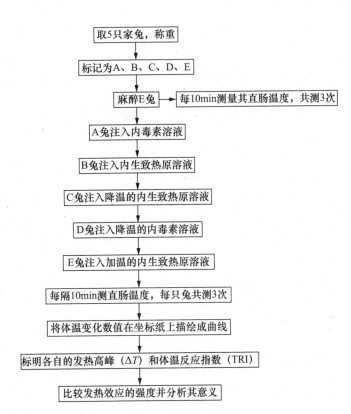

图 8-12　发热操作流程

（3）5 只兔分别测量直肠温度，每 10min 测一次，共测 3 次。

（4）A 兔经耳缘静脉注入经 38℃水浴 30min 的内毒素溶液 5ml/kg。

（5）B 兔经耳缘静脉注入经 38℃水浴 30min 复温的内生致热原溶液 5ml/kg。

（6）C 兔经耳缘静脉注入事先经 90℃水浴 30min 后又经 38℃水浴 30min 降温的内生致热原溶液 5ml/kg。

（7）D 兔经耳缘静脉注入事先经 90℃水浴 30min 后又经 38℃水浴 30min 降温的内毒素溶液 5ml/kg。

（8）E 兔经耳缘静脉注入经 38℃水浴 30min 降温的内生致热原溶液 5ml/kg。

（9）注射致热原后，每隔 10min 测量各兔的直肠温度，共测 9 次，并分别记录。

（10）以注射致热原前 3 次体温的平均值为基线，以体温数值为纵坐标，以时间为横坐标，将体温变化数值在坐标纸上描绘成曲线。仔细观察 5 只家兔发热时的体温变化，标明各自的发热高峰（ΔT）和体温反应指数（temperature response index，TRI），以比较发热效应的强度。

体温反应指数为每一动物的发热曲线与其基线之间的面积，也称为发热指数（fever index，FI），是反应发热效应强度的较好指标。

体温反应指数的计算方法：以发热高度为纵坐标（2cm 表示 1.0℃），以体温基线为横坐标（1cm 表示 10min）。将所测各点分别与横坐标（体温基线）作垂直线，可将发热曲线与体温基线间的面积划分成 9 个小梯形或三角形。分别计算其面积，9 个小梯形或三角形面积的总和即为 1.5h 的体温反应指数，以 $TRI_{1.5}$ 表示之。

（11）用发热高峰（ΔT）与体温反应指数 $TRI_{1.5}$ 分别比较 A 兔与 D 兔，B 兔与 C 兔，B 兔与 E 兔的发热效应的强度，并分析其意义。

【注意事项】

（1）插入前，温度计头（或水银球）应涂以少许液体石蜡。

（2）每次插入深度应一致，一般以 5cm 为宜，并应做标记。

（3）测温时，家兔可置于实验台上，由一人轻轻抚摸，另一人小心进行测温，切忌捆绑，否则体温不上升。

（4）普通（家庭）冰箱贮藏室内各处温度不同。当冰箱工作正常时，一般应为 4~8℃。使用前应仔细测量各处温度。各种致热原溶液应置于 4℃ 处备用，注射前均应置于 38℃ 水浴 30min，以便复温。

【思考题】

（1）何谓发热？发热有什么临床意义？

（2）发热患者都需要用抗生素治疗吗？为什么？

实验六　急性失血性休克及治疗措施

【实验目的】

本实验旨在通过观察复制失血性休克动物模型及其临床表现，探讨失血性休克的发生机制，分析补液及血管活性药物等治疗措施对其影响及应用原则。

【实验原理】

根据微循环学说，休克可以定义为各种原因引起有效循环血量减少，组织血液灌注严重不足，导致各重要生命器官和细胞功能代谢障碍及结构损害的全身性病理过程。临床表现为脸色苍白或发绀，四肢湿冷，脉搏细速，尿量减少，甚至无尿，神志淡漠，昏迷，血压<80mmHg，也称为休克综合征（图 8-13）。根据发生机制分为三期：代偿期（休克 I 期），如得不到及时治疗，则血压会进行性下降，神志昏迷，皮肤发绀，花斑，无尿（休克 II 期），最后可导致弥散性血管内凝血，或多器官功能障碍综合征，甚至死亡。

休克的病因有许多种，本实验采用颈动脉放血的方法，直接减少有效循环血量，复制低血容量性休克。机体在短时间内失血超过总血量的 20% 就容易发生休克。在实验中，我们通过给实验动物放血，使其血压达到 40mmHg 左右，这时候兔失血在 20% 左右，并通过维持这一血压时间的长短来达到休克的不同时期，复制休克的动物模型。

失血性休克的治疗原则可以根据发病学和病因学采用回输血液和输液，提高组织灌流量；纠正酸中毒，同时使用不同血管活性药物，比较其疗效，分析它们在失血性休克治疗中的作用。

【实验对象】

2~2.5kg 家兔。家兔正常生理指标：体温为 39.0（38.5~39.5）℃；呼吸频率为 51（38~60）次/分；心率为 205（123~304）次/分；血压为 89.3（59~119）mmHg。

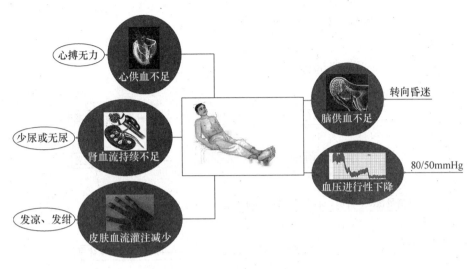

图 8-13 休克综合征

【实验材料】

生物信息采集与处理系统及血流、压力换能器，动物实验台，微循环观察灌流盒，体视显微镜，三通管，血管插管，动脉夹，手术器械，输液装置，5ml、10ml、50ml 注射器，纱布，缝线，20% 乌拉坦，0.01% 硫酸肾上腺素，0.01% 盐酸普萘洛尔，0.01% 多巴胺，1% 肝素，0.9% 氯化钠溶液。

【实验方法与步骤】

按照图 8-14 所示流程进行家兔失血性休克实验操作，主要操作流程环节及目的见图 8-15。

1. 称重

需掌握正确捉拿家兔的方法，即用一只手的拇指与其他四指抓住家兔项背部皮肤，再以另一只手托住其臀部，将其重心承托在掌上；切忌以手抓提兔耳或捉拿腰背部（可伤耳，造成皮下出血）。

2. 麻醉

由耳缘静脉缓慢注入 25% 乌拉坦 4ml/kg，行全身麻醉。若麻醉不够，可在手术部位进行局部麻醉，局部麻醉药用 1% 的普鲁卡因，皮下注射 3ml 左右，水平方向进针，边进针边打药，注意不要把普鲁卡因打到肌肉或血管里。颈部是沿着正中线进行麻醉，腹股沟部位沿着股动脉走行的方向进行麻醉（先在腹股沟内 1/3 与外 2/3 交点处摸到股动脉的搏动，再向下触摸股动脉的搏动）。

3. 固定

先用绳系 4 个活扣，分别套在家兔的四肢上，上肢套在腕关节以上，下肢套在踝关节以上。2 个同学，1 个抓住两上肢，1 个抓住两下肢，把兔子翻过来，使它腹面朝上，固定四肢，最后固定头部，适当调整一下固定器的高度，使家兔的颈部保持平直，有利于手术操作。

1）备皮

手术部位是颈部和一侧腹股沟，把这两个部位的毛剪干净。剪毛的时候，用左手把皮

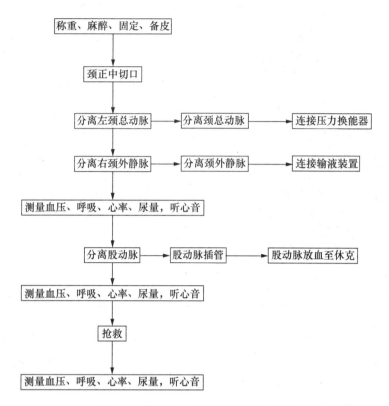

图 8-14　家兔失血性休克实验操作流程

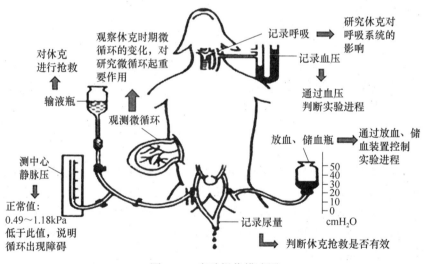

图 8-15　实验操作模式图

肤绷紧，右手用粗剪刀贴近皮肤剪毛。

2）分离血管

（1）暴露左侧颈总动脉以监测血压。颈部做 4～6cm 长的皮肤切口，逐层钝性分离皮下组织，暴露出气管，分离气管，翻开肌肉层，可见颈总动脉被包在血管神经鞘里。颈总动脉的特点是搏动明显、粉红色、壁韧，很容易分辨。把颈总动脉小心暴露分离出来，尽量游离得长一些，下面穿两根线备用。

（2）暴露右侧颈外静脉，作为抢救的输血、输液通路。颈外静脉位于颈部两侧皮下，很容易分辨。它的特点是壁薄，粗大，色暗，没有明显的搏动，钝性分离，下面穿两根线备用。

（3）暴露一侧股动脉进行放血，以复制失血性休克模型。沿股动脉走行的方向做3～4cm长的皮肤切口，钝性分离皮下组织，由外而内依次可见股神经、股动脉和股静脉，股动脉常常被股神经和股静脉遮住。把股动脉与股神经、股静脉分离开，尽量游离得长一些，下面穿两根线备用。

3）肝素化

从耳缘静脉注射肝素1ml/kg。

4）插管

（1）动脉插管：插管的时候三通管要关闭，颈总动脉插管提前用肝素充满。注意一定要在动脉盲管形成以后才能进行动脉插管。结扎远心端，用动脉夹夹闭近心端，用眼科剪在靠近远心端处剪开一个V形斜口，动脉插管用生理盐水润滑一下，插入动脉插管。动脉结扎线提前湿润一下，结扎一定要牢固。

（2）静脉插管：颈外静脉插管的目的是为了输血、输液，一定要避免插管时混入空气，产生气泡，防止发生气体栓塞。因此，静脉插管要事先充满肝素，排净里面的气泡。插管前先夹闭近心端，再结扎远心端，这是为了使静脉充盈，剪口的时候好操作。在靠近远心端剪口，插入静脉插管以后，可以松开动脉夹，向静脉内送入一段，然后结扎。插管完成以后，为了防止插管滑脱，可将结扎线顺着插管的方向捋直，用胶布把它们固定在一起，再把插管固定在兔头固定器上。

5）描记正常血压曲线

定血压基线，用BL-420系统描记一段正常血压（5min左右）。

6）观察失血及回输时血压变化

从股动脉或颈动脉放血，观察并记录血压的变化。在观察过程中，要注意看护家兔，防止其剧烈挣扎造成插管滑脱。当血压降到45mmHg（原血压一半）以后，停止放血，如果血压回升，就再放血；如果血压低于45mmHg，就从静脉回输放出的血，使血压恒定维持在45mmHg左右。

7）抢救

静脉回输血和生理盐水（15ml/kg），5min内输完。在抢救过程中，输入血液时不能带入气泡形成气栓，所以针管尾部应朝上倾斜，让气泡都在注射器的尾部，每次把针头插入三通管以后，都要先排一次气泡，再进行注射。注射完以后，再观察30min血压的改变，记录结果后讨论。

8）观察多巴胺对血压及心率的影响

静脉输入（可通过输液装置进行）10ml/kg多巴胺，观察血压及心率等改变。分别输入0.5ml/kg盐酸普萘洛尔、0.2ml/kg去甲肾上腺素，并进行观察。

9）观察项目记录

记录表如表8-8所示。

表 8-8　失血性休克观察指标

观察阶段	血压 /mmHg	心率 /（次 / 分）	心音强弱	呼吸 /（次 / 分）	尿量 /ml
放血前					
放血后					
多巴胺					
盐酸普萘洛尔					
肾上腺素					

【注意事项】

（1）所用的插管均应充满肝素，以防止凝血。

（2）麻醉（缓慢，观察麻醉程度，不要随意追加麻醉药）。

（3）手术创伤程度的控制（手术技巧、钝性分离）。

（4）在血管插管前，插管应充满肝素，排尽空气。

（5）插管（牢固、稳妥、畅通），防止脱落（观察微循环时）。

（6）插管后，描记血压前必须进行零点设置（教师调节）。

【思考题】

（1）放血后维持血压时，为什么血压会出现明显波动？

（2）两次放血所致血流动力学变化有何不同？

（3）不同时期各指标变化的机制是什么？

（4）血管活性药物多巴胺、盐酸普萘洛尔、肾上腺素治疗失血性休克机制是什么？

实验七　急性心功能不全及防治

【实验目的】

（1）通过急剧过度增加右心室的后负荷造成家兔急性右心衰竭。

（2）观察急性右心衰竭时血流动力学的主要变化。

（3）通过对实验的观察和分析，加深对心力衰竭发生机制的理解。

【实验原理】

心力衰竭指在各种致病因素的作用下，心脏的收缩和（或）舒张功能发生障碍，使心输出量绝对或相对下降，以致不能满足机体代谢需要的病理生理过程。导致心力衰竭的基本原因为原发性心肌收缩舒张功能障碍和心脏负荷（包括前负荷和后负荷）过度。前负荷指心脏舒张时所承受的容量负荷，后负荷指心脏收缩时所承受的压力负荷（图 8-16）。

本实验通过耳缘静脉注射栓塞剂（液体石蜡）造成急性肺小血管栓塞，引起右心压力负荷过重；通过大量输液引起右心容量负荷增加。由于右心前、后负荷过度增加，造成右室收缩和舒张功能降低，从而导致急性右心衰竭。

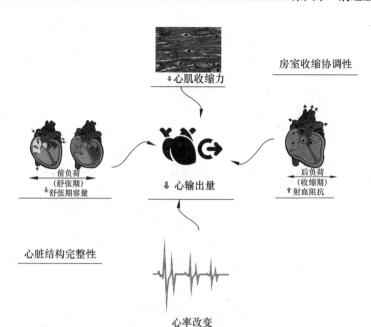

图 8-16 心力衰竭发生原因

【实验对象】

家兔 1.5~2.5kg。

【实验材料】

3% 戊巴比妥钠，1% 普鲁卡因，1% 肝素生理盐水溶液，生理盐水，液体石蜡，兔台，1ml、5ml 注射器，手术器械，生物机能实验系统。

【实验方法与步骤】

按照图 8-17 操作流程进行家兔心力衰竭实验，具体操作如下：

（1）家兔称重，由耳缘静脉注入 3% 戊巴比妥钠 1ml/kg 后，使之仰卧固定于兔台上。剪去兔颈部毛。

（2）颈部正中皮下注射 1% 普鲁卡因做局部浸润麻醉后，颈部正中切口，逐层分离颈部组织，游离出左颈总动脉和右颈外静脉。

（3）由耳缘静脉注入 1% 肝素生理盐水溶液 1ml/kg，结扎颈总动脉远心端。近心端用动脉夹夹闭后，在结扎线下方用眼科剪将动脉壁剪一约占周径 1/3 的斜口。插入充满生理盐水的动脉导管，结扎固定后打开动脉夹，描计颈动脉血压。

（4）静脉压力波形变为心室压力波形时，即表示导管已插入右心室，将导管和颈外静脉结扎固定，描计右心室压。

（5）在家兔胸部两侧呼吸幅度最明显处，皮下插入发射和接收电极，连接胸阻抗图仪描记呼吸频率、幅度。

（6）监测正常血压、心率、呼吸、中心静脉压，用听诊器听心音强度、肺部呼吸音等。

（7）用 1ml 注射器抽取经水浴加温至 37℃ 的液体石蜡 1ml，以 0.1ml/min 的速度缓慢注入耳缘静脉，同时密切观察并记录各项指标，当各项指标出现明显变化时停止注射。观

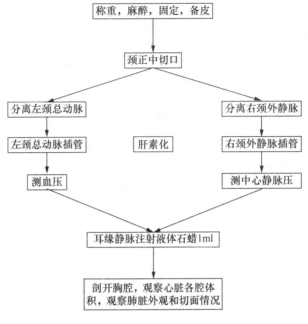

图 8-17 心力衰竭操作流程

察 5min，然后再快速注射液体石蜡，并连续记录各项指标，直至动物死亡。

（8）挤压动物胸壁，观察气管内有无分泌物溢出，并注意其性状。剖开胸腔，观察心脏各腔体积、肺脏外观和切面观。

（9）完成手术操作后，使动物安静稳定 5~10min，调好记录装置，实验测定值记录于表 8-9 中。

表 8-9　心力衰竭前后指标变化

比较	血压	呼吸	心率	CVP	心音强弱	呼吸音
心力衰竭前						
心力衰竭后						

【注意事项】

（1）插右心导管时，注意让导管前端的弯曲朝向家兔身体的左前方，如插管遇到阻力，不能硬插，可以将插管轻微旋转或将插管适当后退，否则易将血管壁插破，影响输液及中心静脉压的测定。导管插管深度为 6~8cm。

（2）给液体石蜡加温的目的是为了降低石蜡的黏滞性，使其注入血液后能形成细小栓子。注射液体石蜡后应尽量加快输液速度。

（3）本实验的关键是注射栓塞剂。在注射时要密切注意血压变化。当血压明显降低时，应暂停注入，观察 5min 血压变化。若血压逐渐恢复到对照水平，可再缓慢注入少量液体石蜡。液体石蜡的用量通常不超过 0.5ml/kg，注射速度以 0.1ml/min 为宜。

【思考题】

（1）试述心力衰竭的基本病因和常见诱因。

（2）心力衰竭患者为什么会引起血容量增加？

（3）临床医生如何鉴别、诊断、治疗及预防急性右心衰竭患者？

实验八　呼吸功能不全

【实验目的】

（1）复制通气障碍、气体弥散障碍以及肺泡通气血流比例失调引起的呼吸功能不全模型，观察血气和呼吸变化并分析其机制。

（2）复制不同病因引起的呼吸功能不全模型，分析其发生机制。

（3）学习动脉采血方法，了解血气测定方法。

【实验原理】

机体内外的各种刺激，包括神经因素和理化因素，直接作用于呼吸中枢和（或）外周感受器，影响呼吸运动、肺牵张反射，使血液中的 O_2 分压、CO_2 分压、H^+ 浓度改变，从而保证血液中气体分压相对稳定。

呼吸功能不全的失代偿期也称呼吸衰竭，是由于肺通气或换气功能严重受损，致使动脉血氧分压<60mmHg，同时伴有或不伴有 $PaCO_2$>50mmHg 的临床综合征。根据血气分析结果，呼吸衰竭可分为Ⅰ型呼吸衰竭和Ⅱ型呼吸衰竭。

本实验采用窒息的方式造成全肺的通气障碍，复制Ⅱ型呼吸衰竭；通过胸腔穿刺注入空气导致气胸、呼吸功能不全，复制Ⅱ型呼吸衰竭。通过油酸注射的方式，引起肺泡 - 毛细血管膜损伤，复制Ⅰ型呼吸衰竭模型。观察两种呼吸衰竭时血气与呼吸的变化，分析其发生机制。

【实验对象】

大白鼠 300～350g。

【实验材料】

1% 普鲁卡因溶液，1% 肝素生理盐水溶液，0.9% 氯化钠溶液，油酸，10% 葡萄糖液，连接三通的动脉插管，气管插管，1ml、2ml、10ml、50ml 注射器，6 号、9 号针头，软木塞，血气酸碱分析仪，天平与砝码。

【实验方法与步骤】

按照图 8-18 所示流程进行实验操作。

1）大白鼠称重后，对大白鼠腹腔注射 1% 戊巴比妥钠溶液 0.5ml/100g 体重，进行麻醉。

2）颈部正中切开皮肤，钝性分离暴露气管，做气管插管。

3）分离颈总动脉，结扎远心端，近心端插入充满生理盐水的动脉插管。用注射器抽出动脉插管内的死腔液，然后用填充有肝素生理盐水溶液的注射器取血，迅速套上带有软木塞的连接血气分析仪的针头。

4）复制窒息模型。

（1）用弹簧夹将气管上所套橡皮完全夹住，使动物处于完全窒息状态20s，或在完全

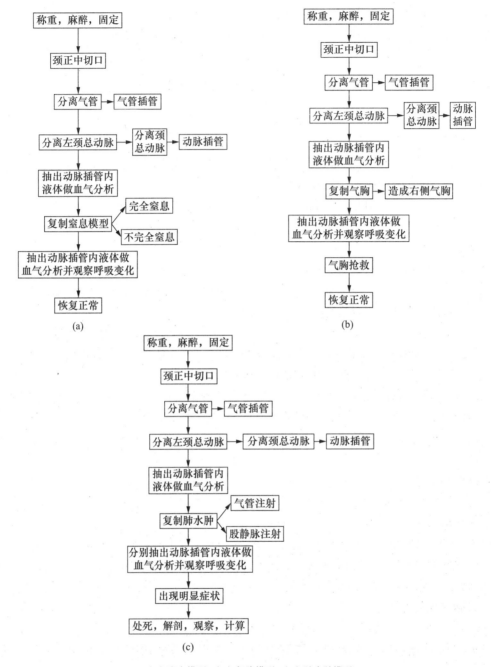

（a）窒息模型；（b）气胸模型；（c）肺水肿模型

图 8-18　呼吸功能不全操作流程

夹住的橡皮管上插 2 个 9 号针头，造成动物不完全窒息 4～5min 时，取动脉血做血气分析，并观察呼吸变化。

（2）立即放开弹簧夹，等待 10min，待动物恢复正常。

5）复制气胸。

（1）在大鼠右胸第四、第五肋间插入 16 号针头，造成右侧气胸，插入后 3～5min 时取动脉血做血气分析，同时观察呼吸频率及深度。

（2）用50ml注射器将胸腔内空气抽尽，拔出针头。

（3）等候10～20min，待动物呼吸恢复正常。

6）复制肺水肿。

（1）抬高大白鼠头端，使气管位于正中部位，用2ml注射器吸取10%葡萄糖溶液1～2ml（按动物体重大小取量），将针头插入气管分叉处，5min内缓慢匀速地将葡萄糖溶液滴入气管造成渗透性肺水肿。3～5min后，放平鼠台，取动脉血做血气分析，并观察呼吸变化。

（2）从股静脉缓慢注入油酸0.06～0.08ml/100g体重；分别于注射后30min、1h抽取动脉血，做血气分析，并观察呼吸变化。

（3）出现明显变化时，处死动物，解剖观察肺变化情况，并测量、计算肺系数。

肺系数计算公式：肺系数＝肺质量数（以g计）/ 身体质量数（以kg计）

正常大鼠系数为4～8。

（4）切开肺脏，观察有无泡沫液体流出。

7）观察项目。

呼吸衰竭观察指标如表8-10所示。

表8-10　呼吸衰竭观察指标

疾病模型	呼吸衰竭类型	呼吸频率和幅度	pH	PaCO$_2$/kPa	PaO$_2$/kPa
复制窒息模型					
复制气胸模型					
复制肺水肿模型（10%葡萄糖）					
复制肺水肿模型（油酸）					

【注意事项】

（1）麻醉深浅应适度。

（2）气管插管前注意止血并清理气管内液体。

（3）针头穿刺胸壁不可过深，以免伤及肺脏、心脏及大血管。

（4）在进行每个实验项目时，需等呼吸曲线恢复正常后，再进行下一个实验项目。

【思考题】

（1）呼吸功能不全的发生机制是什么？

（2）本实验各个模型发生了哪些酸碱平衡紊乱？其机制是什么？

实验九　氨在肝性脑病发病机制中的作用

【实验目的】

（1）掌握通过兔肝血管结扎复制肝性脑病动物模型的方法。

（2）掌握氨中毒引起肝性脑病的机制。

（3）观察家兔发生肝性脑病时的变化（含角膜反射、呼吸、肌张力及一般情况等）。

（4）熟悉肝性脑病抢救原则。

【实验原理】

肝性脑病（hepatic encephalopathy）是严重肝病所引起的神经精神综合征，其临床症状重，病死率高。肝性脑病的发病机制复杂，目前有氨中毒学说、假性神经递质学说、血浆氨基酸失衡学说及 γ- 氨基丁酸学说等。据统计，约 80% 肝性脑病患者有血氨（blood ammonia）升高表现，因此，氨中毒学说在肝性脑病的发病机制中占有最重要的地位。

本实验采用家兔肝大部分切除术，复制急性肝功能不全的动物模型。首先造成肝解毒功能急剧降低，在此基础上经十二指肠灌入复方氯化铵溶液，导致肠道中氨生成增多并吸收入血，引起家兔血氨迅速升高，家兔出现震颤、抽搐、昏迷等类似肝性脑病症状，通过与假手术组家兔对比，证明氨在肝性脑病发病机制中的作用，验证肝脏在解毒作用中的重要地位。

【实验对象】

2～2.5kg 家兔。

【实验材料】

手术器械，5ml、20ml 注射器，粗棉线，1% 普鲁卡因，复方氯化铵溶液，复方氯化钠液。

【实验方法与步骤】

按照图 8-19 所示实验流程操作。本实验将兔分为实验组（2 只）、假手术对照组（1 只）。

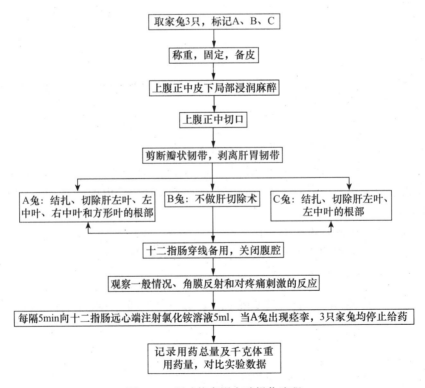

图 8-19   肝功能衰竭实验操作流程

（1）取家兔3只，标记为A、B、C，称重，将其仰卧位固定于兔台，剪去腹壁正中的毛。

（2）在上腹正中皮下做局部浸润麻醉，从胸骨剑突下起沿腹白线做上腹正中切口，切口长5～6cm。

（3）打开腹腔后，即可见位于右上腹的红褐色肝脏，向下压肝，剪断肝与横膈之间的镰状韧带，再将肝叶向上翻，用手剥离胃韧带。

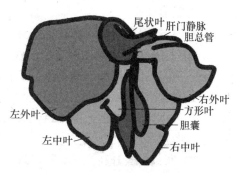

图 8-20　兔的肝脏（背侧面）

（4）用粗棉线结扎A兔肝左叶、左中叶、右中叶和方形叶的根部，使血流阻断。待上述肝叶变成暗褐色后，用组织剪剪去4叶肝脏（仅留下右外叶和尾状叶），完成肝大部分切除手术（图 8-20）。

（5）沿胃幽门找出十二指肠，穿一粗棉线备用。用皮钳对合夹住腹壁切口，关闭腹腔。

（6）观察家兔一般情况、角膜反射及对疼痛刺激的反应等。

（7）用5ml注射器和6号针头抽取氯化铵溶液，每隔5min向十二指肠肠腔远心端注入氯化铵溶液，每次5ml，仔细观察动物情况，如反应性有无增强，直至痉挛发作为止。记录所用的复方氯化铵溶液总量，并计算每千克体重的用量。

（8）取B兔称重，在局部麻醉下做实验组同样手术，但不做肝切除手术，作为假手术对照组。同样找出十二指肠后穿线备用，观察动物一般情况，每隔5min向十二指肠肠腔内注入氯化铵溶液5ml，直至痉挛发作为止，记录用药总量及千克体重用药量。

（9）取C兔称重，在局部麻醉下做肝部分切除术，分离十二指肠，穿线备用。术后每隔5min向十二指肠肠腔内注入复方氯化钠液5ml，观察动物有无异常，并与以上两兔进行比较。

（10）观察项目

将实验结果记录在表 8-11 和表 8-12 中。

表 8-11　记录注射药物的时间和剂量

注射药物	注射时间	剂量 /ml
第一次注射氯化铵		
第二次注射氯化铵		
第三次注射氯化铵		
第四次注射氯化铵		
第五次注射氯化铵		
注射氯化铵至痉挛发作之间		
注射复方谷氨酸钠		

表 8-12　记录注射药物前、后机体的一般状态

项目	呼吸/（次/分）	角膜反射	对疼痛刺激反应	是否有抽搐
注射氯化铵前				
痉挛发作时				
注射复方谷氨酸钠后				

【注意事项】

（1）打开腹腔时切口勿超过剑突，勿损伤肠管，注意肌肉损伤出血时要及时止血。

（2）剪镰状韧带时，谨防刺破横膈，游离肝脏时，动作宜轻柔，以免肝叶破裂出血，结扎线应扎于肝叶根部，避免靠上结扎损伤肝脏。

（3）氯化铵溶液切勿漏入腹腔。

（4）一旦出现抽搐，停用氯化铵溶液。

【思考题】

（1）家兔血氨升高为什么会出现一系列精神神经症状？

（2）根据氨中毒学说，肝性脑病防治有哪些原则？

（3）血氨升高，家兔呼吸频率和肌紧张有何改变？为什么？

实验十　急性肾功能不全

【实验目的】

（1）复制中毒性急性肾功能不全的动物模型。

（2）观察 $HgCl_2$ 中毒豚鼠的一般状态，以及血气、酸碱、血尿素氮水平、血清钾水平和尿的变化，了解其肾功能情况。

（3）根据实验指标，讨论急性肾衰竭的发病机制。

【实验原理】

急性肾衰竭是指短期内各种原因引起严重肾脏泌尿功能障碍，致使机体内环境出现严重紊乱的病理过程，临床表现有水中毒、氮质血症、高钾血症和代谢性酸中毒等。根据病因学，临床上将急性肾功能不全分为肾前性、肾性、肾后性 3 种类型。其发病机制主要与肾缺血和肾中毒两个方面原因有关（图 8-21）。

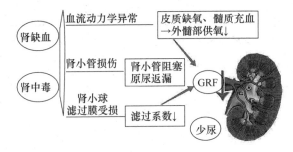

GRF 是指肾小球滤过率，即单位时间内两肾生成原尿的量

图 8-21　急性肾功能不全发生机制

氯化汞是一种有毒的重金属化合物，在肾内蓄积量最高，主要储存于近曲小管。由于汞离子是许多活性酶的非特异性抑制剂，细胞膜是汞的首要作用靶点，故汞离子对肾小管细胞具有明显的毒性作用，可造成肾小管坏死。本实验利用肾毒性物质氯化汞引起肾小管变性坏死，复制严重急性肾功能不全模型。通过检测尿液和血液肾功能指标，了解肾功能

衰竭对机体的影响，探讨氯化汞的肾毒性发生机制。

【实验对象】

豚鼠，300～500g。

【实验材料】

血气分析仪、离心机、光电比色计、水浴锅、试管、滴管、吸管、试管夹、酒精灯、试管架、手术器械、颈动脉插管、显微镜、玻片；1% 氯化汞（$HgCl_2$）溶液、0.9% 氯化钠溶液、尿素氮试剂、二乙酰一肟试剂、尿素标准液、蒸馏水、硫酸溶液、10% 钨酸钠溶液、2% 四苯硼钠溶液、钾应用液、20% 乌拉坦溶液、1% 普鲁卡因溶液、5% 乙酸溶液。

【实验方法与步骤】

按照图 8-22 流程进行实验操作，步骤如下：

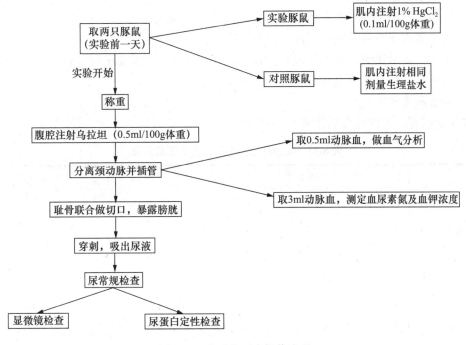

图 8-22　肾功能不全操作流程

1. 实验前一天制备动物模型

取两只豚鼠，一只为正常对照，另一只为中毒实验用豚鼠。称重后，实验豚鼠肌内注射 1% $HgCl_2$，注射剂量为 0.1ml/100g 体重，复制急性中毒性肾病模型，备用。对照组豚鼠则在相同部位注射等量的生理盐水。

2. 实验动物局部麻醉

实验开始，将豚鼠称重后，腹腔注射乌拉坦（0.5ml/100g 体重）麻醉，将其固定于手术台，分离颈动脉，进行颈动脉插管（注意插管内预先注入肝素抗凝）。手术时，若动物挣扎，可在手术部位注射普鲁卡因进行局部麻醉。

3. 抽取 0.5ml 动脉血做血气分析

再取 3ml 动脉血（滴入肝素数滴后）离心，1500r/min 转速离心 5～10min，取血清，供血尿素氮和血钾测定用。

4. 取尿液，做尿常规检查

在耻骨联合上 1.5cm 处切口，暴露出膀胱，穿刺吸出全部尿液，供尿蛋白定性检查和尿液镜检用。

尿常规检查包括显微镜检查和尿蛋白定性检查。

（1）显微镜检查：取尿液一滴，涂在玻片上，观察有无细胞和（或）管型等异常成分。

（2）尿蛋白定性检查：用大试管盛尿液，倾斜试管于酒精灯上，将试管里的尿液加热至沸腾，撤去酒精灯后观察有无混浊；之后加数滴乙酸，再加热至沸腾，若尿液仍混浊不消退，表示蛋白阳性。如加乙酸后混浊消失，表明尿液中有磷酸盐或碳酸盐。尿液混浊程度用－、＋、＋＋，＋＋＋、＋＋＋＋表示，各符号意义如下：

"－"表示尿液清晰无混浊。

"＋"表示尿液出现轻度白色混浊（含蛋白质 0.1～0.5g/L）。

"＋＋"表示尿液稀薄乳样混浊（含蛋白质 0.5～2.0g/L）。

"＋＋＋"表示尿液乳样混浊或有少量絮片存在（含蛋白质 2.0～5.0g/L）。

"＋＋＋＋"表示尿液出现絮状混浊（含蛋白质＞5.0g/L）

5. 血清尿素氮测定

取 3 支试管，分别标号后按表 8-13 操作。

表 8-13　血清尿素氮测定相关溶液成分表　　　　　　　　　　　　　　　ml

试剂	1（空白管）	2（标准管）	3（样品管）
尿素氮试剂	5.0	5.0	5.0
二乙酰一肟试剂	0.5	0.5	0.5
蒸馏水	0.1		
尿素标准液		0.1	
1：5 稀释的血清			0.1

将上述各管充分摇匀，置沸水浴中加热 15min，用自来水冷却 3min，在分光光度仪 540nm 波长下比色。记录标准管的光密度读数（$D_\text{标}$）及样品管的光密度读数（$D_\text{样}$），按照公式（8-2）计算血清中尿素氮含量。

$$血清尿素氮（mg/L）= \frac{D_\text{样}}{D_\text{标}} \times 0.02 \times \frac{5 \times 100}{0.1} = \frac{D_\text{样}}{D_\text{标}} \times 100 \qquad (8-2)$$

原理：尿素在强酸条件下与二乙酰一肟和氨硫脲煮沸，生成红色复合物（二嗪衍生物）。

6. 血清钾测定

（1）步骤 1：取一支试管，首先配制滤液，配方如下：血清 0.2ml，蒸馏水 1.4ml，硫酸溶液 0.2ml，10% 钨酸钠 0.2ml。

（2）步骤 2：摇匀后溶液出现混浊，离心，吸出滤液的上清液。再取 3 支试管，按表 8-14 配制溶液。

表 8-14　血清钾测定相关溶液成分表 ml

试剂	1（空白管）	2（标准管）	3（样品管）
2% 四苯硼钠	4	4	4
蒸馏水	1		
钾应用液		1	
滤液上清液			1

（3）步骤3：将上述各管充分摇匀，比色读取光密度读数，分别记为 $D_{空白}$、$D_{标准}$ 和 $D_{样本}$，计算血清钾含量：

$$血清钾含量（mg/L）=\frac{D_{样本}-D_{空白}}{D_{标准}-D_{空白}}\times 4$$

7. 血气测定

将 0.5ml 动脉血注入血气分析仪，读取 pH、$[HCO_3^-]$ 等参数值。

8. 血生化分析指标测定

① 比较对照组与实验组家兔血清肌酐、尿肌酐及酚红排泄率。

比较实验组与正常对照组家兔的尿肌酐、血肌酐含量、尿肌酐 / 血肌酐比值、酚红排泄率。

② 比较对照组与实验组家兔肾脏形态和质地。

观察肾脏颜色、切面色泽、皮髓质分界、肾脏重量、体积以及是否有淤血等。

【注意事项】

（1）强调取血的离心管抗凝处理，取血后轻摇匀。

（2）强调先取膀胱的尿液。

（3）尿液加热时要转动试管，注意安全。

【思考题】

（1）发生肾脏损害时，肾内分泌功能障碍的主要表现及后果是什么？

（2）以体液因子甲状旁腺素为例，说明慢性肾衰竭发病的矫枉失衡学说。

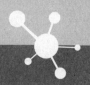

实验一　硫酸镁不同给药途径及剂量对药物作用的影响

【实验目的】

（1）熟练掌握家兔灌胃及耳缘静脉给药方法。

（2）观察硫酸镁不同给药途径及剂量产生的不同药物作用，并结合理论分析其机理。

（3）观察钙镁拮抗作用，通过实际操作，结合理论分析钙镁对抗作用机制。

（4）拓展临床合理用药知识，进行相关药物作用验证及筛选的科学研究设计。

【实验原理】

即使药物的化学结构一致，但如果给药途径和（或）给药剂量不同，可能产生不同的药理作用及效应。灌胃（口服）给予硫酸镁，因解离的 SO_4^{2-} 小肠不吸收，不能跨膜转运进入机体体循环，只在消化道产生局部提高肠道及胆管管腔渗透压的作用，起到容积性泻下及利胆药效。临床用于：①便秘患者以及消化道术前导泻；②辅助寄生虫、肠道毒物排出；③辅助阻塞性黄疸、慢性胆囊炎、胆石症、十二指肠引流术治疗。而静脉注射硫酸镁，由于 Mg^{2+} 进入体循环产生全身（吸收）作用，镁离子拮抗钙离子兴奋收缩肌肉作用，产生舒张骨骼肌、血管平滑肌、子宫平滑肌解除肌肉痉挛作用，且镁离子可通过血脑屏障，产生抑制中枢神经兴奋等作用。临床上主要用于小儿高热、破伤风、药物中毒等造成的惊厥，子痫，高血压危象，早产，以及癫痫大发作，中枢兴奋性药物中毒的救治。

静脉给予硫酸镁起到解痉及中枢抑制作用效果的物质基础主要为 Mg^{2+}。跨膜进入神经细胞的 Mg^{2+} 和 Ca^{2+} 同为二价金属离子，Mg^{2+} 直接和机体内 Ca^{2+} 竞争载体转运蛋白结合位点，产生钙镁拮抗作用；从而间接影响受 Ca^{2+} 调控的运动神经末梢释放乙酰胆碱，使得到达效应器的乙酰胆碱的量减少。减弱或完全抑制后膜 N_2 受体接受内源配体产生的激动效应。不同剂量下，相应出现各类肌肉松弛、中枢抑制的药效，故钙镁具竞争性拮抗作用，其作用机制如图 9-1 所示。

【实验对象】

家兔。

【实验材料】

1. 仪器设备

10、20、50ml 注射器，人导尿管，开口器，小烧杯，棉花球，婴儿秤。

2. 试剂、药品

5% 硫酸镁溶液，2.5% 氯化钙溶液。

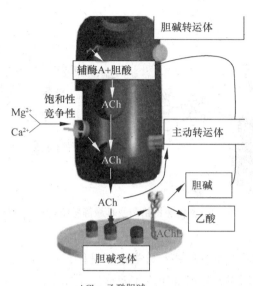

ACh：乙酰胆碱

图 9-1　钙镁拮抗机制图

【实验方法与步骤】

按照图 9-2 操作流程进行实验。

（1）取家兔 2 只，称重，观察给药前呼吸与肌张力情况。

（2）甲兔缓慢耳缘静脉注射 5% 硫酸镁 3.5ml/kg 体重（175mg/kg 体重），如见肌张力下降和呼吸抑制，立即静脉注射 2.5% 氯化钙 2ml/kg 体重（50mg/kg 体重），观察肌张力与呼吸变化。

（3）乙兔灌胃 5% 硫酸镁 16ml/kg 体重（800mg/kg 体重），与甲兔反应进行比较。

【实验结果记录】

按照表 9-1 记录实验结果。

表 9-1　硫酸镁不同给药途径及剂量对药物作用的影响及钙、镁拮抗作用

编号	动物体重 /kg	给药前		硫酸镁			氯化钙	
				给药剂量 /（mg/kg 体重）	给药途径		给药剂量 /（mg/kg 体重）	给药途径
		肌张力	呼吸		肌张力	呼吸		肌张力	呼吸
甲									
乙									

【注意事项】

（1）注射硫酸镁前，应预先准备另一支注射器，抽好解救药氯化钙，排除气泡备用。

（2）耳缘静脉推注硫酸镁时，须缓慢推注，2～3min 注射完，边推边注意机体变化情况，防止推注过速或过量导致家兔中枢抑制死亡。

（3）注射硫酸镁后注射针头留置，方便抢救时及时注射氯化钙。

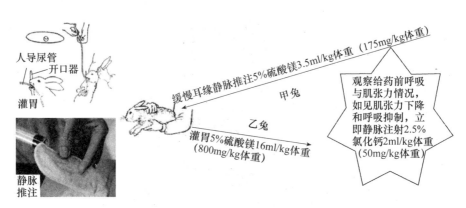

图 9-2　家兔灌胃给药及耳缘静脉给药分组操作流程

【思考题】

（1）药物基本作用类型有哪些？分类依据是什么？

（2）药物起吸收作用还是局部作用主要取决于什么？

（3）硫酸镁口服及静脉给药分别起什么作用？其作用机制是什么？

（4）硫酸镁口服及静脉给药对应的临床主要用途是什么？

（5）结合本实验回答，如机体注射过量氯化钙或葡萄糖酸钙中毒，应如何解救？如机体注射过量硫酸镁中毒，又该如何解救？

实验二　水杨酸钠血浆半衰期测定

【实验目的】

学习药物血浆半衰期的测定和计算方法。

【实验原理】

半衰期（$t_{1/2}$）是指使血浆药物浓度下降一半所需的时间，是药代动力学中的一个动力学参数，对临床确定给药间隔时间，了解药物在体内的代谢速度等均有很重要的参考价值。水杨酸钠在酸性条件下成为水杨酸，与三氯化铁反应生成一种紫色络合物。该络合物在波长 520nm 下比色，其光密度与水杨酸浓度成正比。家兔经耳缘静脉注射水杨酸钠溶液，经过一定时间体内代谢后，血药浓度下降，间隔不同时间取心脏血，比色测量，计算半衰期。

【实验对象】

家兔。

【实验材料】

1. 仪器设备

试管、离心管、试管架、小玻璃棒、10ml 吸管、2ml 注射器、5ml 注射器、记号笔、分光光度计、离心机、婴儿秤。

2. 试剂、药品

10% 和 0.02% 水杨酸钠溶液，10% 三氯乙酸溶液，10% 三氯化铁溶液，9% 枸橼酸钠溶液。

【实验方法与步骤】

（1）取 5 支编号离心管，管内各加入 10% 三氯乙酸溶液 7ml，根据图 9-3 分别加入不同液体。从家兔心脏取血 2ml 放入 1 号离心管中。

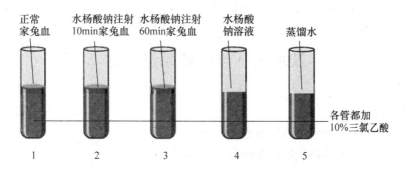

图 9-3 水杨酸钠血浆半衰期测定分组图

（2）耳缘静脉注射 10% 水杨酸钠溶液，注射剂量为 1.5ml/kg 体重（150mg/kg 体重），注射后即刻和 60min 后，用 9% 枸橼酸钠湿润的注射器于家兔心脏取血 2ml，分别放入 2 号、3 号离心管中。

（3）另取 0.02% 水杨酸钠溶液 2ml 放入 4 号离心管中；取蒸馏水 2ml 放入 5 号离心管中。

（4）用玻璃棒充分搅匀后，低速离心 5min，吸取上清液 6ml，分别放入 5 支编号试管中，每管加入 10% 三氯化铁 0.6ml，摇匀。以给药前管（1 号管）为对照，对给药后 2 号管在 510nm 波长处测量分光光度值；以蒸馏水管为对照管，测量 0.02% 水杨酸钠溶液管在 510nm 波长处分光光度值 E_{510}。

（5）计算给药后即时血药浓度（y_1），以及给药后 60min 血药浓度（y_2）。根据公式（9-1）计算半衰期 $t_{1/2}$。

$$t_{1/2} = \frac{0.031}{(\lg y_1 - \lg y_2)t} \tag{9-1}$$

式中，t 为两次取血间隔时间（60min），如果实验取血间隔时间不足 60min，应按实际间隔时间计算。

【实验结果】

将实验结果记录在表 9-2 中。

表 9-2 水杨酸钠半衰期测定结果

离心管号	E_{510}	药物浓度 /（mg/ml）	$t_{1/2}$
1			
2			
3			
4			
5			

【注意事项】

（1）给动物心脏取血的注射器提前用 9% 枸橼酸钠湿润，以防止凝血。

（2）注射针头勿在动物胸腔内左右摆动，以免动物心脏破裂而使动物死亡。

【思考题】

（1）何谓药物半衰期？半衰期有何临床意义？

（2）哪些因素可影响药物半衰期的长短？

实验三　半数致死量测定

【实验目的】

（1）掌握常用半数致死量测定的原理、方法。

（2）了解半数致死量在药物安全性评价中的意义。

【实验原理】

半数致死量（lethal dose 50，LD_{50}）是指致半数实验动物死亡的剂量，致死量越大，表示药物的毒性越小。半数致死量受个体差异影响小，重复性较好，是衡量药物毒性大小最常用的指标，适用于测定一次给药能使动物致死的药物毒性。如果受药物的浓度和体积的限制，一次给药不能使动物致死而无法测定致死剂量时，可测定最大耐受量来判断药物毒性大小。

由于在实验条件下难以找出恰好使一半的实验动物死亡的剂量，因此常将动物分成若干组，每组给予不同剂量（按等比级数），使其产生不同的死亡百分率，再以统计学方法求出LD_{50}及其相关的统计量。LD_{50}的统计有多种计算方法，其中公认最精确而且新药审批推荐使用的为 Bliss 法，其特点是严谨精确，步骤周密，适用性强，提供的信息量大（除LD_{50}外，尚有LD_{5}和LD_{95}等）。但计算过程烦琐复杂，无计算工具难以进行。在教学中较常用的有孙氏改良寇氏法、序贯法等。序贯法的主要优点是使用动物少，但它只适用于那些作用出现快的药物，不能用于计算参数。孙氏改良寇氏法是一种计算简便又可以计算全部参数的方法，精确性好，优于其他方法，因此本实验以测定腹腔注射普鲁卡因LD_{50}为例重点介绍此方法。

【实验对象】

小白鼠：体重 18～22g 的健康小鼠（同次试验小鼠体重相差不超过 4g）；也可用大鼠，体重一般为 120～150g（同次试验小鼠体重相差不超过 10g）。雌雄各半，实验前禁食 12h，不禁水。动物的种系、来源、年龄、性别、健康状况及饲养情况等因素可明显影响实验结果：动物的饥饱状态可影响动物对药物的反应，摄食量的多少可影响口服给药的吸收和动物的体重，从而影响给药剂量，故实验前应禁食，控制实验条件的均一性。饲养室温度过高或过低可能增加药物的毒性反应，宜控制在 20℃左右。此外，实验室与饲养室的照明情况，动物的单居与群居等都可能影响试验结果，应保持一致。

【实验材料】

1. 仪器设备

1ml 注射器、电子天平、小烧杯。

2. 试剂、药品

盐酸普鲁卡因临时配制成不同浓度，苦味酸。

【实验方法与步骤】

孙氏改良寇氏法设计要求：动物分组应在 4 只或 4 只以上，每组动物数相等，一般在 10 只以上；最大剂量组动物死亡率应≥80%，最好为 100%；最小剂量组动物死亡率应≤20%，最好为 0；两相邻剂量组间比值相等。

1. 预试验

预试验的目的是找出死亡率为 0 的最大致死量（D_n）和死亡率为 100% 的最小致死量（D_m）。将待测药物配制成稀释的系列药液，每个浓度药液以 0.2ml/10g 体重剂量对 4 只小鼠进行腹腔注射，以找出 0 致死剂量（0/4）和 100% 致死剂量（4/4）。D_n 和 D_m 是否准确，是正式试验成功与否的关键，如 D_n 和 D_m 准确，可保证正式试验一次成功。故必要时应反复进行预试验，找准 D_n 和 D_m。

2. 正式试验

（1）动物分组：取小白鼠称重，用苦味酸做标记，正式试验分组以 5～10 组为宜，选择分组可参见表 9-3。

表 9-3　选择分组及剂量比值简表

最高和最低致死剂量相差的倍数（D_m/D_n）	相邻剂量组的比值（R*）							
	0.6	0.65	0.7	0.75	0.8	0.85	0.88	0.9
2	—	—	—	3～4组	4组	5～6组	6～7组	7～8组
3	—	3～4组	4组	4～5组	5组	6～8组	9组	—
4	3～4组	4～5组	5组	5～6组	7～8组	9组		
5	4～5组	5～6组	6组	7～8组	9组	10组		
10	5～6组	6～7组	8组	9～10组	10组			
14	6～7组	7组	8～9组	10组	—			

R 为相邻两剂量组的比值，按 $R=\sqrt[n-1]{D_m/D_n}$ 计算，式中 n 为分组数，$1/R$ 应为 0.6～0.9。

（2）等比系列稀释药液配制：每只小鼠给药体积为 0.1ml/10g 体重～0.2ml/10g 体重，根据 D_m 和 D_n 值及所分组数配制相应等比稀释液。例如，$D_m=122mg/kg$，$D_n=50mg/kg$，$n=5$，计算出 $R=1.25$，其倒数 $1/R$ 为 0.8，若分为 5 组，则 5 组剂量从小到大依次为 50.00、62.50、78.13、97.66、122.00mg/kg。将药液配制成 0.61% 的浓度，取 0.61% 浓度药液，加水稀释 1.25 倍即为 0.488% 浓度药液。取 0.448% 浓度药液，再加水稀释 1.25 倍即为 0.390% 浓度药液。以此类推，用倍比稀释法可配制出 0.61%、0.488%、0.390%、0.312%、0.250% 的等比系列药液。取上述 5 种系列药液分别按 0.2ml/10g 体重给药，即为 122.00、97.66、78.13、62.50、50.00mg/kg。

（3）给药：先计算出各组小鼠的给药剂量，按相应组别浓度给各组小鼠腹腔注射。

（4）观察记录结果：给药后密切观察动物中毒表现，记录死亡动物数。一般需观察 24h，直到动物不再死亡为止。学生实验可根据药物作用的快慢缩短或延长观察时间，重点观察 4h 内动物死亡情况，并将实验结果记录在表 9-4 中。

表 9-4 小鼠腹腔注射盐酸普鲁卡因后的情况

组别	动物数	药物浓度 /%	剂量（D）/（mg/kg）	$\lg D_{(x)}$	死亡率（p）	p^2

（5）LD_{50} 的计算：

$$LD_{50}=\lg^{-1}\left[X_m-i\left(\sum p-\frac{3-p_m-p_n}{4}\right)\right] \tag{9-2}$$

X_m 为最大剂量的对数，i 为相邻两剂量比值的对数，$\sum p$ 为死亡率之和，p_m 为最高死亡率，p_n 为最低死亡率。

此式为孙氏改良寇氏法求 LD_{50} 值的通式，无论 p_m 和 p_n 是否分别为 100% 和 0 均适用。如果 p_m 为 100%，p_n 为 0，则上式可简化为：

$$LD_{50}=\lg^{-1}\left[X_m-i\left(\sum p-0.5\right)\right]$$

$$LD_{50}\text{ 的标准误 }S_{x50}=i\sqrt{\frac{\sum p-\sum p^2}{n-1}}$$

$$LD_{50}\text{ 的 95\% 的可信限}=\lg^{-1}\left(\lg LD_{50}\pm1.96\,S_{X50}\right)$$

也可按下式计算：

$$LD_{50}\text{ 的标准误}=2.3i\,LD_{50}\sqrt{\frac{\sum p-\sum p^2}{n-1}} \tag{9-3}$$

$$LD_{50}\text{ 的 95\% 平均可信限}=LD_{50}\pm4.5i\,LD_{50}\sqrt{\frac{\sum p-\sum p^2}{n-1}} \tag{9-4}$$

$$LD_{50}\text{ 的 95\% 可信限}=\lg^{-1}\left(\lg LD_{50}\pm1.96S_{X50}\right) \tag{9-5}$$

$$LD_{50}\text{ 的 95\% 可信限}=LD_{50}\pm\frac{95\%\text{ 的可信限上限}-95\%\text{ 的可信限下限}}{2} \tag{9-6}$$

【注意事项】

（1）预试验要摸准药物引起 0 和 100% 死亡率的剂量范围（$D_n\sim D_m$）。

（2）正式试验时各剂量按等比级数分组，应避免最大剂量组的死亡率＜80% 和最小剂量组死亡率＞20%，否则改用其他方法计算。

（3）所用试剂应临用前配制。

（4）动物的体重和性别要均匀分配（最好采取区组随机法）。

（5）实验最好从中间剂量开始，以便从最初几组动物接受药物后的反应来判断两端剂量是否合适，便于调整剂量和组数。

【实验结果及分析示例】

例如，小鼠腹腔注射硕苞蔷薇提取液，动物 7d 内死亡率见表 9-5，试用孙氏改良寇氏法计算其 LD_{50}、S_{X50}、LD_{50} 的 95% 可信限等有关数据。

表 9-5　小鼠腹腔注射硕苞蔷薇提取液后 7d 内的情况

组别	每组动物数	给药剂量（D）/(g/kg 体重）	对数剂量 lg$D$	死亡数 /n	死亡率 p	p^2
1	10	5.73	0.7582	1	0.1	0.01
2	10	7.17	0.8556	3	0.3	0.09
3	10	8.96	0.9523	5	0.5	0.25
4	10	11.20	1.0492	9	0.9	0.81

由表 9-5 可知：

$i = 0.0969$；$\sum p = 1.8$；$\sum p^2 = 1.16$；$X_m = 1.0492$；$p_m = 0.9$；$p_n = 0.1$。

将表中数据代入公式（9-2）：

$$LD_{50} = \lg^{-1}\left[1.0492 - 0.0969\left(1.8 - \frac{3 - 0.9 - 0.1}{4}\right)\right]$$
$$= \lg^{-1}[0.923\ 23]$$
$$= 8.38（g/kg 体重）$$

$$S_{x50} = 0.0969\sqrt{\frac{1.8 - 1.16}{10 - 1}} = 0.025\ 84$$

按照公式（9-4）计算：

$$LD_{50} \text{ 的 95\% 可信限} = \lg^{-1}(\lg LD_{50} \pm 1.96 S_{X50})$$
$$= \lg^{-1}(\lg 8.38 \pm 1.96 \times 0.025\ 84)$$
$$= \lg^{-1}(0.923\ 23 \pm 0.050\ 664\ 64)$$
$$= \lg^{-1}(0.872\ 583\ 6 \sim 0.973\ 876\ 4)$$
$$= 7.46 \sim 9.42（g/kg 体重）$$

$$LD_{50} \text{ 的 95\% 可信限} = LD_{50} \pm \frac{95\% \text{可信限上限} - 95\% \text{可信限下限}}{2}$$

$$= 8.38 \pm \frac{9.42 - 7.46}{2}$$

$$= 8.38 \pm 0.98（g/kg 体重）$$

亦或按公式（9-4）计算。

$$LD_{50} \text{ 的 95\% 平均可信限} = LD_{50} \pm 4.5 i LD_{50}\sqrt{\frac{\sum p - \sum p^2}{n - 1}}$$

$$= 8.38 \pm 4.5 \times 8.38 \times 0.025\ 84$$

$$= 8.38 \pm 0.98（g/kg 体重）$$

【思考题】

（1）半数致死量测定的目的和意义是什么？

（2）半数致死量（LD_{50}）常用的计算方法有哪些？

（3）测定 LD_{50} 时为什么要记录各种中毒现象及时间过程而不能只记录动物死亡数？

（4）用孙氏改良寇氏法测量半数致死量的实验设计要求是什么？

实验四　传出神经系统药物对兔离体肠的作用

【实验目的】

（1）掌握家兔离体十二指肠标本制作方法。

（2）观察肾上腺素、酚妥拉明、乙酰胆碱、阿托品对离体肠活动的影响。

【实验原理】

离体肠平滑肌在适宜的环境中可保持其生理活性，仍能进行节律性活动。本实验比较肾上腺素受体及胆碱受体的激动药、拮抗药对肠平滑肌作用的区别，乙酰胆碱和阿托品对离体肠的作用如图 9-4 所示。

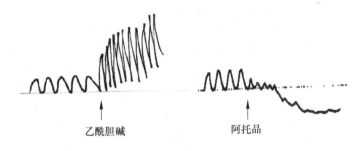

图 9-4　乙酰胆碱和阿托品对离体肠的作用

【实验对象】

家兔。

【实验材料】

1. 仪器设备

粗剪、手术剪、眼科镊、恒温平滑肌槽、铁架台、双凹夹、烧杯（100ml、5000ml）、线、注射器（1ml、5ml、20ml）、培养皿张力换能器（量程为 25g 以下）、BL-420 生物信号采集系统。

2. 试剂、药品

1/10 000g/ml 肾上腺素、1/10 000g/ml 乙酰胆碱、2.5% 酚妥拉明、1/10 000g/ml 阿托品溶液、台氏液。

【实验方法与步骤】

1. 恒温平滑肌槽的准备

在恒温平滑肌槽的中心管加入台氏液，外部容器中加水，开启电源加热，浴槽温度将自动稳定在 38℃左右。将浴槽通气管与氧气瓶相连接，调节橡皮管上的螺旋夹，使气泡一个接一个地通过中心管，为台氏液供氧。

2. 离体十二指肠标本制作

取家兔一只，由耳缘静脉注入空气处死，然后迅速剖开腹腔，以胃幽门与十二指肠交界处为起点，先将肠系膜沿肠缘剪去，再剪取 20～30cm 肠管，放入 38℃左右台氏液内轻轻漂洗，用注射器吸取台氏液，将肠内容物洗净。当肠管出现明显活动时，将其剪成 2～3cm 长的肠段。

3. 连接实验装置

取肠段，二端结扎（勿将肠管口全部封死），肠一端的丝线系在平滑肌槽通气片的小弯钩上，另一端的丝线连接于肌张力换能器，将小弯钩及肠肌放入平滑肌槽中盛有 37～38℃台氏液的容器内。适当调节换能器的高度，使肠段勿牵拉过紧或过松。将肌张力换能器连接 BL-420 生物信号采集系统，记录离体肠的收缩曲线。

4. 给药

先描记肠平滑肌正常收缩曲线后，依次给予下列药物，并记录给药后的曲线变化：

① 加入 1/10 000g/ml 肾上腺素 0.1ml，待作用明显后，加入 2.5% 酚妥拉明 0.1ml，观察变化。

② 冲洗，换台氏液，待肠收缩恢复正常后，加入 1/10 000g/ml 乙酰胆碱 0.5ml，待作用明显时加入 1/10 000g/ml 阿托品 0.5ml，观察变化；5min 后再加入 1∶10 000 乙酰胆碱 0.5ml，观察变化。

【实验结果】

记录整个实验过程中离体肠的收缩、舒张情况，绘图。

【注意事项】

（1）实验过程中应力求保持台氏液的温度稳定、液面的高度固定、通氧速度恒定。

（2）实验中可根据平滑肌的反应曲线改变各药液的加入量，实验效果明显后，更换台氏液要快，以免平滑肌出现不可逆反应。

【思考题】

（1）分析实验结果，比较肾上腺素和阿托品对肠道作用机制的不同。

（2）实验中两次乙酰胆碱的药效一样吗？为什么？

（3）简述实验中各药的主要临床用途和不良反应。

实验五　传出神经系统药物对瞳孔的作用

【实验目的】

观察拟胆碱药、抗胆碱药及拟肾上腺素药对瞳孔的作用，并分析其作用原理。

【实验原理】

虹膜由两组肌群组成，瞳孔开大肌（辐射肌）上分布有 α 肾上腺素受体，瞳孔括约肌（环形肌）上分布有 M 胆碱受体。α 受体兴奋时扩瞳，M 受体兴奋时缩瞳。α 受体、M 受体兴奋时对瞳孔的作用如图 9-5 所示。

【实验对象】

家兔。

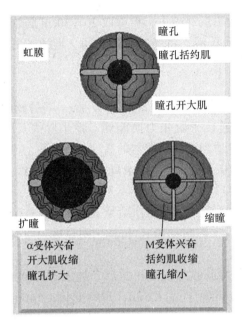

图 9-5 α 受体、M 受体兴奋时对瞳孔的作用

【实验材料】

1. 仪器设备

兔固定箱、测瞳尺、手电筒。

2. 试剂、药品

1% 硫酸阿托品溶液、1% 硝酸毛果芸香碱溶液、1% 新福林溶液、0.5% 水杨酸毒扁豆碱溶液。

【实验方法与步骤】

1. 观察给药前瞳孔的情况

取家兔 2 只，于适当强度的光线下，用测瞳尺测量两眼瞳孔大小（mm）。另用手电筒灯光观察对光反射，立即侧照兔眼，如瞳孔能随光照射而缩小，则对光反射为阳性，否则为阴性。

2. 给药

（1）在家兔的结膜囊内滴药，具体药品参见表 9-6。

表 9-6　家兔双眼给药

家兔	左眼	右眼
甲	1% 硫酸阿托品溶液	1% 硝酸毛果芸香碱溶液
乙	1% 新福林溶液	0.5% 水杨酸毒扁豆碱溶液

滴药 10min 后，在同样强度的光照下，再测甲、乙两兔左、右眼瞳孔的大小和对光反射。

（2）如用毛果芸香碱及毒扁豆碱溶液后，眼的瞳孔已缩小，在这两眼的结膜囊内再滴入 1% 阿托品溶液 2 滴，观察瞳孔大小及对光反射的变化，将结果记录在表 9-7 中。

【实验结果】

表 9-7　传出神经系统药物对瞳孔的作用

兔号	眼睛	药物	用药前		用药后	
			瞳孔大小 /mm	对光反射（＋/－）	瞳孔大小 /mm	对光反射（＋/－）
甲	左	阿托品				
	右	毛果芸香碱				
	右	10min 后再滴阿托品				
乙	左	新福林				
	右	毒扁豆碱				
	右	10min 后再滴阿托品				

【注意事项】

（1）测瞳时不能刺激角膜，光照的强度及角度务求一致，否则会影响测瞳结果。

（2）观察对光反射时只能用闪射灯光。

【思考题】

（1）从实验结果分析阿托品和新福林扩瞳作用的区别。

（2）本次实验结果能否证明毛果芸香碱和毒扁豆碱缩瞳作用的机制有所不同？为什么？

实验六　家兔有机磷农药中毒及解救

【实验目的】

（1）观察有机磷农药中毒的症状及中毒时血液胆碱酯酶活性的抑制情况。

（2）通过比较阿托品、解磷定对有机磷中毒的解救效果，以及对血液胆碱酯酶活力的影响，初步探讨两药的解毒原理。

【实验原理】

有机磷酸酯类可与体内胆碱酯酶结合，使胆碱酯酶 AChE 失活，失去水解乙酰胆碱（ACh）的能力，导致乙酰胆碱在体内堆积，从而过度兴奋 M、N 胆碱受体，引起一系列中毒症状。阿托品是 M 受体阻断药，能有效解除有机磷酸酯类中毒引起的 M 样症状，但不能恢复胆碱酯酶的活性。解磷定是 AChE 复活药，能使被有机磷酸酯类抑制的胆碱酯酶恢复活性（图 9-6）。两药联合使用可提高有机磷酸酯类中毒的救治效果。

【实验对象】

家兔。

【实验材料】

1. 仪器设备

注射器、小鼠灌胃针头、预先加草酸钾的试管、试管架、刀片、干棉球、瞳孔尺、滤纸。

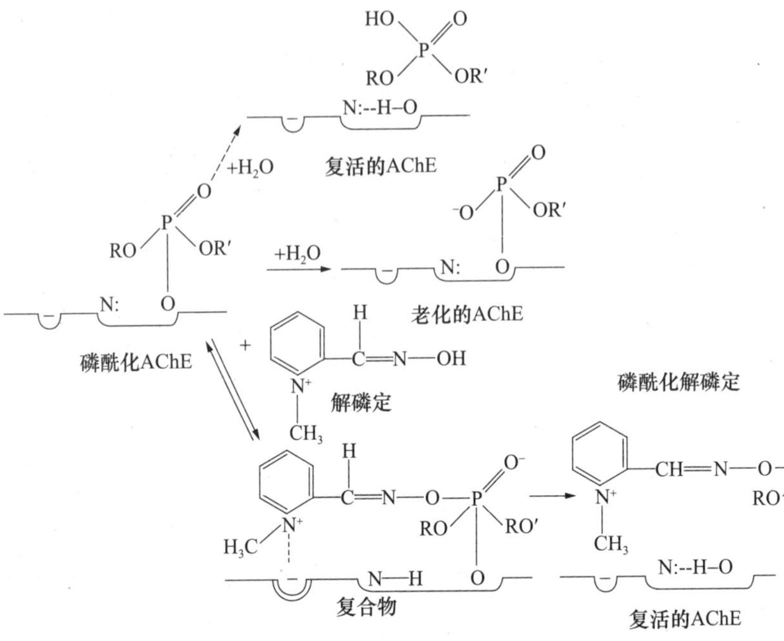

图 9-6　解磷定复活胆碱酯酶的机制

2. 试剂、药品

50%E605 或 5% 敌百虫溶液、0.2% 硫酸阿托品溶液、2.5% 解磷定溶液、二甲苯测定血液胆碱酯酶活力（方法参见试剂盒说明书）。

【实验方法与步骤】

（1）取家兔 2 只，以甲、乙编号，称其体重，观察的指标包括活动情况，呼吸（频率、幅度、是否困难等），瞳孔大小，唾液分泌，大小便，肌张力，以及有无肌震颤等，分别加以记录。

（2）将家兔分别放于固定箱内，以蘸有二甲苯的棉球涂擦耳壳，使血管扩张。当耳缘静脉充血明显时，用刀片切割耳静脉（切口不要过大、过深），让血液自然流出，滴入预先放有少量草酸钾结晶的试管内，立即摇匀，供测定血液胆碱酯酶活力之用。如取用后切口流血不止，可用干棉花按住，再夹上木夹止血。

（3）两兔同样给予有机磷农药。如给予 E605，可按 150mg/kg 体重（即按每千克体重给予 50% 的 E605 溶液 0.28ml）的剂量，用带灌胃针头的注射器吸取后，从嘴角滴入家兔口腔。如给予敌百虫，则按 100mg/kg 体重（5% 的敌百虫溶液 2.0ml/kg）的剂量，由耳缘静脉注入。密切注意给药后家兔的各项生理指标的变化，并加以记录。出现明显的中毒症状后，再按上法取血，留待胆碱酯酶活力测定。

（4）取血完成后立即给甲兔静脉注射硫酸阿托品 2.0mg/kg 体重（即按每千克静脉注射 0.2% 的硫酸阿托品溶液 1.0ml 或 0.05% 硫酸阿托品注射剂 4ml）；给乙兔静脉注射解磷定 50mg/kg 体重（即按每千克体重静脉注射）2.5% 解磷定溶液 2.0ml，然后每隔 5min，再检查各项生理指标 1 次，观察两只动物的情况有无好转，要特别关注甲兔和乙兔各观察指标有无区别。至有关中毒症状明显消减以后，再从两兔的静脉取血，测定血液胆碱酯酶活力。

【实验结果】

将有机磷农药对家兔的影响及给予药物解救的情况记录在表 9-8 中。

表 9-8　有机磷农药对家兔的影响及药物的解救

兔号	体重/kg	观察阶段	剂量及途径	活动情况	呼吸情况	瞳孔大小	唾液多少	大、小便次数及形状	肌紧张度及震颤	血液胆碱酯酶活性
甲		给药前								
		给 E605 后								
		给阿托品								
乙		给药前								
		给 E605 后								
		给解磷定后								

【注意事项】

（1）E605 为剧毒药，且可从皮肤吸收。如与手接触，应立即用肥皂清洗。

（2）给家兔口服 E605 或静脉注射敌百虫后，如 15min 后还未出现中毒症状，可再增加第 1 次剂量的 1/3。

【思考题】

（1）根据实验现象，分析有机磷农药的中毒机制以及阿托品和解磷定的解毒原理。

（2）上述家兔有机磷农药中毒后，再给予解磷定或者阿托品，解毒效果如何？

实验七　筒箭毒碱和琥珀胆碱对蛙腹直肌作用的比较

【实验目的】

（1）利用蛙（或蟾蜍）的腹直肌，观察比较去极化型和非去极化型肌肉松弛药（也称去极化型和非去极化型肌松药）作用的不同。

（2）熟练掌握 BL-420 生物信号采集系统的使用及数据收集分析。

【实验原理】

去极化型肌肉松弛药与神经肌肉接头后膜的 N_2 胆碱受体有较强亲和力，并且在神经肌肉接头处不易被胆碱酯酶分解，产生与乙酰胆碱（ACh）相似但较持久的去极化作用，使 N_2 胆碱受体不能对 ACh 起反应，从而使骨骼肌松弛。非去极化型肌松药能与 ACh 竞争神经肌肉接头的 N_2 胆碱受体结合，但不激动受体，竞争性阻断 ACh 的去极化作用，使骨骼肌松弛。两种药物的区别如图 9-7 所示。

本实验通过观察两类肌松药对蛙腹直肌舒缩功能的影响及对乙酰胆碱作用是否有对抗，比较去极化型肌松药和非去极化型肌松药作用的区别。

【实验对象】

蛙（或蟾蜍）。

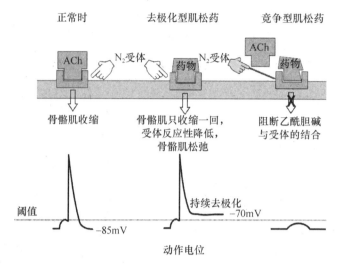

图 9-7   去极化型肌松药和非去极化型肌松药作用的区别

【实验材料】

1. 仪器设备

蛙板、探针、粗剪、手术剪、眼科镊、平滑肌槽、铁架台、双凹夹、烧杯（100ml、5000ml）、量筒（100ml）、缝针、线、BL-420 生物信号采集系统。

2. 试剂、药品

任氏液、10^{-2}mol/L 氯化乙酰胆碱溶液、$2×10^{-4}$mol/L 氯化筒箭毒碱溶液、10^{-2}mol/L 氯化琥珀胆碱溶液。

【实验方法与步骤】

1. 手术

取蛙（或蟾蜍）1 只，用探针破坏脑和脊髓，仰位固定于蛙板上。剪开腹部皮肤，暴露腹直肌，在腹正中线自耻骨端至剑突将两条腹直肌分开，并与两侧腹斜肌分离。在每条腹直肌的两端各以线结扎，剪断后取下，浸于任氏液中待用。

2. 连接实验装置

将腹直肌的一端系在 L 形通气管的小弯钩上，将通气管连同腹直肌放入盛有 30ml 任氏液的平滑肌槽的浴槽中，腹直肌另一端的系线连接张力换能器，连接电脑。调节好线的紧张度，向浴槽内通入空气泡。待肌肉经过 10min 左右的平衡后，记录正常收缩曲线。

3. 给药

依次用 1ml 注射器向麦氏浴槽内注入以下药物：

（1）10^{-2}mol/L 氯化乙酰胆碱溶液 0.2ml，作用明显后，换任氏液两次，腹直肌松弛后再给下一个药。

（2）10^{-2}mol/L 氯化琥珀胆碱溶液 0.2ml，作用明显后，换任氏液两次，腹直肌松弛后再给下一个药。

（3）$2×10^{-4}$mol/L 氯化筒箭毒碱溶液 0.2ml，观察有无作用，3min 后再加入 10^{-2}mol/L 氯化乙酰胆碱溶液 0.2ml，观察其作用并与（1）作比较。3min 后换任氏液两次，待腹直肌松弛后再给下一个药。

（4）10^{-2}mol/L 氯化乙酰胆碱溶液 0.2ml，作用明显后，加入 2×10^{-4}mol/L 氯化筒箭毒碱溶液 0.2ml，观察对氯化乙酰胆碱作用的影响。3min 后换任氏液两次；再给下一个药。

（5）10^{-2}mol/L 氯化琥珀胆碱溶液 0.2ml，作用明显后，加入 2×10^{-4}mol/L 氯化筒箭毒碱溶液 0.2ml，观察对氯化琥珀胆碱作用的影响。

【实验结果】

记录整个实验过程中蛙腹直肌的收缩、舒张情况，手绘信号收集系统采集的肌肉张力图。

【注意事项】

（1）实验中的给药量系按麦氏浴槽中放有 30ml 任氏液计算，如任氏液容量变动，则加入的药量需相应调整。另外，不同的腹直肌标本对药物的敏感性也有差异，因此给药量可根据腹直肌反应的实际情况适当增减。

（2）蛙的腹直肌收缩缓慢，记录时电脑的描记速度应尽量放慢。

【思考题】

（1）分析实验结果，简述氯化筒箭毒碱和氯化琥珀胆碱作用机制的不同。

（2）临床上筒箭毒碱和琥珀胆碱中毒的解救措施是否相同？为什么？

实验八　烟碱的急性毒性实验

【实验目的】

观察烟碱对小鼠的毒性作用，理解吸烟对人体的危害。

【实验原理】

香烟含烟碱（尼古丁），是 N 型胆碱受体的激动药，可兴奋神经节和骨骼肌上的 N 受体，剂量过大可中毒致死。

【实验对象】

小鼠。

【实验材料】

1. 仪器设备

水烟斗、洗耳球、注射器（1ml）、小量筒（10ml）。

2. 试剂、药品

香烟数支。

【实验方法与步骤】

（1）取蒸馏水 10ml，置于水烟斗内（图 9-8），没过长管下端。然后将香烟插入烟斗 a 端上，点燃香烟，b 端用洗耳球吸入。此时，烟内的毒物（如烟碱等）即溶于水中。

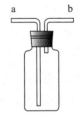

图 9-8　自制水烟斗装置简图

（2）取小鼠 2 只，观察其正常活动后，甲鼠腹腔注射吸烟后水烟斗的液体 0.5ml，乙鼠注射蒸馏水 0.5ml，观察两只鼠有何不同反应。

【实验结果】

描述两只小鼠分别腹腔注射无菌蒸馏水和含烟碱水溶液后的表现。

【注意事项】

（1）香烟去掉滤嘴后再连接水烟斗，以有效获得烟碱溶液。

（2）吸烟直到水烟斗内滤液呈棕黄色，则滤液制备完成。

【思考题】

（1）根据两鼠的不同反应分析烟碱的作用。

（2）阅读香烟盒上的警示语，思考吸烟有害健康的理由。

实验九　传出神经系统药物对犬血压、呼吸的影响

【实验目的】

（1）观察迷走神经对犬血压、呼吸的影响。

（2）观察静脉给予拟肾上腺素药与抗肾上腺素药对麻醉犬的血压和呼吸运动的影响，并结合理论分析各作用产生的机制。

（3）熟练掌握 BL-420 生物信号采集系统的使用及数据收集分析能力。

（4）熟练掌握外科动静脉分离插管术的基本操作技能。

（5）利用所学生理学、病理生理学和药理学知识，合理设计给药顺序，巩固课程相关理论知识。

（6）培养独立开展降压药科学研究及高血压临床合理用药的综合实践能力。

【实验原理】

心脏和血管的活动受神经、体液综合调节。心脏、血管主要受交感神经支配。交感神经兴奋时，末梢释放去甲肾上腺素，激活心肌膜上的 β_1 受体，使心脏全面兴奋、心率加快、心肌收缩加强、心内传导加速，从而使心输出量增加、收缩压（systolic pressure，SP）上升。心脏副交感神经兴奋时，末梢释放乙酰胆碱，激活心肌膜上的 M_2 受体，引起心脏全面抑制、心率减慢、心肌收缩减弱、心内传导阻滞，从而使心输出量减少，SP 下降。支配血管的交感神经兴奋时，末梢释放去甲肾上腺素，与血管平滑肌细胞膜上的 α_1 受体结合，使平滑肌收缩、血管口径变小、外周阻力增大、舒张压（diastolic pressure，DP）升高。体液调节主要受肾素-血管紧张素-醛固酮系统（renin-angiotension-aldosterone system，RAAS）功能水平影响，肾小球旁器上 β_1 受体激动，肾素分泌增加。机体可通过神经、体液调节心血管系统，使之维持正常功能。但在致病因素或药物作用下，会引起功能改变。结合神经末梢、心脏、血管、肾小球旁器等组织器官受体分布，使用对应受体激动药或拮抗药，对动物的血压、呼吸运动会产生对应的药物直接及间接调控作用。

肾上腺素（adrenaline，AD）是 α 和 β 受体激动药；去甲肾上腺素（noradrenaline，NA）则主要激动 α 受体；异丙肾上腺素（isoprenaline，Iso）是 β 受体激动药。例如，枳实含对羟福林、N-甲基酪胺，能兴奋 α 受体和 β 受体；普萘洛尔（propranolol，Pro）是 β 受体阻断药；酚妥拉明（phentolamine，Phe）为 α 受体阻断药，能够翻转肾上腺素的升压作用，变为降压，称为"肾上腺素升压作用的翻转作用"。结合机体神经、体液等综合调控因素，以及药物的用法、用量、作用机制，综合分析本实验结果。传出神经系统药

物作用机制如图 9-9 所示。传出神经系统药物降压作用部位如图 9-10 所示。

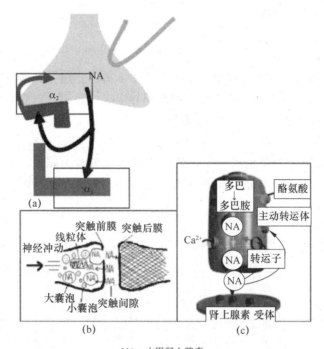

NA：去甲肾上腺素。

图 9-9 传出神经系统药物作用机制示意图

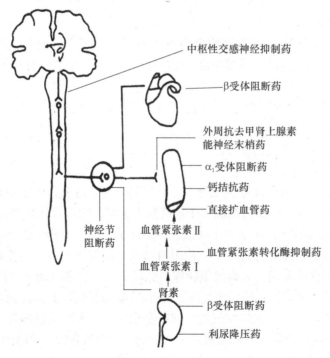

图 9-10 传出神经系统药物降压作用部位图

【实验对象】

健康中华田园犬，5～7kg。

【实验材料】

1．仪器设备

犬手术台、手术灯、手术器械盘、手术刀、手术剪、止血钳、眼科剪、眼科镊、动脉插管、动脉夹、纱布、缝合线、换能器、刺激引导电极、铁架台、双凹夹、输液装置、三通管、静脉插管、BL-420 生物信号采集系统。

2．试剂、药品

2.5% 戊巴比妥钠、生理盐水（含肝素）、0.01% 盐酸肾上腺素、0.01% 重酒石酸去甲肾上腺素、1% 酚妥拉明、0.05% 盐酸异丙肾上腺素、0.5% 盐酸普萘洛尔、枳实注射液 4g/ml。

【实验方法与步骤】

按照图 9-11 流程进行实验操作。

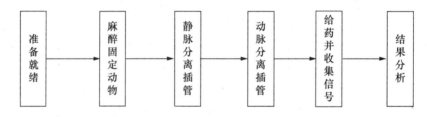

图 9-11　传出神经系统药物对犬血压影响实验的操作步骤

1．麻醉及固定动物

取犬，称体重，由后肢小隐静脉缓慢注射 2.5% 戊巴比妥钠（新鲜配制，注射剂量为 1ml/kg）；达到麻醉效果（安静、肌肉松弛、角膜反射消失等）后，以背位固定于手术台上。

2．静脉分离及插管（首选股静脉）

建立静脉通道供注射给药用。于一侧腹股沟，用手摸到股动脉搏动处，在搏动上方表面切开皮肤，逐层分离，暴露出股静脉，分离股静脉，结扎远心端，向心方向插入装置好三通管的静脉插管，用线结扎固定输液管，调整三通管方向并输液。

3．动脉分离及插管（颈总动脉）

颈部备皮，找到甲状软骨及环状软骨，于环甲膜处提起皮肤，做正中切口。分离皮下组织和肌肉、充分暴露气管，颈总动脉位于气管侧方深部，胸骨舌骨肌和肩胛舌骨肌之间。浅部深按可感受到动脉搏动，深部位于胸锁乳突肌之下。沿一侧胸锁乳突肌内缘分离，可见位于深部的颈总动脉迷走神经混合干。用眼科镊或小血管钳将动脉与伴行的迷走神经分离，并于迷走神经下穿线备用。分离出甲状腺动脉以下的一侧颈总动脉，长 2～4cm，用线扎牢远心端，用动脉夹夹闭近心端，在扎线处的近心端用眼科剪向心方向剪一个 V 形小口，用眼科镊夹起切口上缘，将预先排好气泡、充有肝素生理盐水的动脉插管沿向心方向插入颈总动脉内。用备用线将动脉插管扎紧固定于套管侧支，以防套管从动脉中滑出。

4．连接压力换能器收集信号

通过橡皮管将颈动脉插管与压力换能器连接，接通 BL-420 生物信号采集系统。打开动脉夹，输入信号即可进行血压曲线记录。

5. 连接张力换能器收集信号

用缝合针钩住犬腹部皮肤，用线连接张力换能器，调节紧张度，接通生物信号采集系统，观察呼吸情况。

【实验结果记录】

（1）检测正常状态下犬的血压值和呼吸频率，记录血压曲线和呼吸曲线。

（2）用电极刺激迷走神经，5～10V，刺激波宽 2ms，刺激频率 30Hz，时间 10～20s，观察犬血压和呼吸的变化。停止刺激，待恢复正常。牵拉颈总动脉，手持一侧颈总动脉远心端的结扎线，向心脏方向轻轻拉紧，然后做有节奏的往复牵拉（2～5 次 /s），持续 5～10s，观察血压变化。夹闭颈总动脉，用动脉夹夹闭颈总动脉 6～10s，观察血压变化。

（3）以组为单位设计给药顺序，观察药物对血压、呼吸运动的影响。例如，①先描记一段正常血压变化曲线，从三通管给予 0.01% 肾上腺素（剂量为 0.1ml/kg 体重）、0.01% 去甲肾上腺素（剂量为 0.2ml/kg 体重）、0.05% 异丙肾上腺素（剂量为 0.1ml/kg 体重），观察变化。②待曲线恢复正常后给予 1% 酚妥拉明（剂量为 0.1ml/kg 体重）、0.05% 异丙肾上腺素（剂量为 0.1ml/kg 体重），观察变化。③待曲线恢复正常后，给予枳实注射液 1ml/kg 体重，观察变化。④待曲线恢复正常后，给予 1% 酚妥拉明（剂量为 0.1ml/kg 体重），5min 后，再加入枳实注射液，观察变化。⑤待曲线恢复正常后，加入 0.01% 肾上腺素（剂量为 0.1ml/kg 体重）、0.5% 普萘洛尔（剂量为 1ml/kg 体重），0.05% 异丙肾上腺素（剂量为 0.1ml/kg 体重），观察变化。⑥记录整个实验过程结果，电脑存盘后调出，综合全部实验结果做统计学分析，撰写实验报告，结合理论分析讨论原因。分析结果示例如图 9-12 所示。

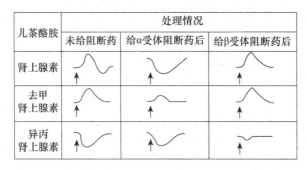

儿茶酚胺	处理情况		
	未给阻断药	给α受体阻断药后	给β受体阻断药后
肾上腺素			
去甲肾上腺素			
异丙肾上腺素			

图 9-12 传出神经系统药物对机体血压调节影响结果示例图

【注意事项】

（1）建议实验操作部分分工合作，组内分设麻醉组、主刀组和给药组。麻醉组同学负责准备工作、麻醉固定动物、及时查看麻醉状态、确保实验有序进行；主刀组同学负责颈总动脉分离及插管、换能器连接和装置；给药组同学负责静脉分离、插管及给药，并收集信号。

（2）检查手术器械、BL-420 信号系统是否正常可用，三通管是否排气泡，是否通畅，是否漏水，动脉插管是否排气泡，是否漏水，是否加入肝素抗凝，药品是否在有效期，是否准确齐全，按体重抽好备用。

（3）麻醉过程中注意观察动物肌张力、呼吸频率及角膜反射情况，确保麻醉满意，防止麻醉过深死亡。

（4）正确区分动静脉，防止静脉插管误插入小动脉。

（5）分离颈总动脉时要把迷走神经分离开，不要扎住。

（6）压力换能器应与犬心脏位置相平。

（7）与带教老师确认给药顺序后实施给药过程。

（8）控制普萘洛尔给药速度。每组静脉给药完成后立即推注 0.5ml 生理盐水，将管道内药液推入血管内。

（9）避免动物失血过多导致血容量改变影响实验结果。

（10）动脉血压随心室肌收缩、舒张而变化，收缩时血压上升，舒张时血压下降，这种血压随心动周期波动称为"一级波"（心搏波），其频率与心率一致。此外，动脉血压亦随呼吸而变化，吸气时血压先降后升，呼气时血压先升后降，这种波动则为"二级波"（呼吸波），其频率与呼吸频率一致。

【思考题】

（1）迷走神经兴奋对血压、心率、呼吸有何影响？

（2）影响血压形成的主要因素有哪些？

（3）实验中所用到的药物对犬血压（SP、DP、BP）、心率、呼吸分别有何影响？具体的受体机制是什么？

（4）使用酚妥拉明后再用枳实或肾上腺素，犬的血压有何变化？为什么？

（5）枳实升压作用的成分、机制是什么？

（6）请设计实验区分未贴标签的肾上腺素、去甲肾上腺素、异丙肾上腺素。

（7）某患者使用某药治疗疾病，期间伴有血压升高症状，已有资料证实该药无直接影响心脏泵血功能的作用，请设计实验初步验证该药升压效应的可能机制。

实验十　药物的抗惊厥作用

【实验目的】

（1）学习一种动物惊厥模型制备方法。

（2）观察地西泮、戊巴比妥钠对中枢兴奋剂尼可刹米或二甲弗林所致惊厥的拮抗作用，并结合理论分析其可能机制。

（3）通过观察药物效应探究药物起效机制，培养独立开展相关科学研究及临床合理用药的实践能力。

【实验原理】

惊厥是由疾病（小儿高热、破伤风、子痫、癫痫大发作等）或药物引起的中枢神经过度兴奋的症状，表现为全身骨骼肌不自主的强烈收缩，可呈阵挛或强直性。惊厥多伴有意识障碍，如救治不及时，可危及生命。常用抗惊厥药物有苯二氮䓬类、巴比妥类、水合氯醛、硫酸镁等。而尼可刹米或二甲弗林具有中枢神经兴奋作用，能兴奋中枢致动物惊厥，是动物惊厥模型常用的化学造模剂。

氨基丁酸（aminobutyric acid，GABA）是机体中枢最重要的抑制性神经递质，广泛非均匀地分布在哺乳动物脑内。GABA 能神经元兴奋时，GABA 被末梢神经释放到突触间隙，与脑内最主要的 $GABA_A$ 亚型受体结合后产生不同脑区的中枢抑制作用。$GABA_A$ 受体是配体 - 门控 Cl^- 离子通道受体。抗惊厥药物通过对应位点结合 A 亚型受体引起受体构象改变，增强 A 亚型受体与内源 GABA 的亲和力，影响 Cl^- 离子通道开放频率或时程，从而间接增强中枢 GABA 能系统的传递功能，使得对应脑区神经元超极化，产生中枢抑制作用。但和苯二氮䓬类比，巴比妥类中枢抑制作用不止于间接影响 Cl^- 开放时程，其中枢抑制作用与直接抑制脑干网状上行激活系统相关，因而巴比妥类药物中枢抑制作用不完全依赖于内源 GABA 的功能水平，安全性较苯二氮䓬类差，中毒剂量容易诱发呼吸麻痹，以及中枢呼吸和（或）循环衰竭危险。苯二氮䓬类和巴比妥类药物抗惊厥的作用机制如图 9-13 所示。

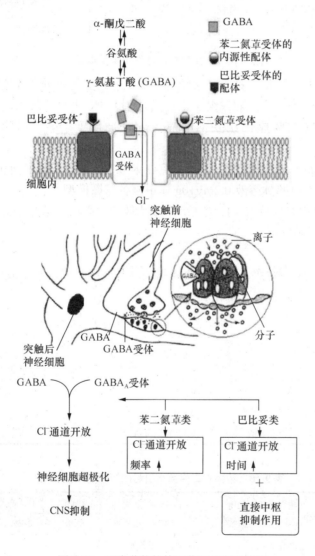

图 9-13　两类药物抗惊厥作用机制示意图

【实验对象】

小鼠。

【实验材料】

1. 仪器设备

注射器、电子天平、鼠盒、计时器。

2. 试剂、药品

0.5% 地西泮溶液、0.25% 戊巴比妥钠溶液、生理盐水、0.08% 二甲弗林溶液或 0.375% 尼可刹米溶液、苦味酸。

【实验方法与步骤】

按照图 9-14 流程进行实验操作，具体步骤如下：

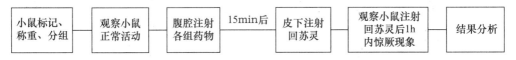

图 9-14　药物的抗惊厥作用实验步骤图

（1）取小鼠 18 只，标记、称重，按统计学随机分组法随机分成 3 组，每组 6 只。

（2）观察其正常活动后，第一组小鼠腹腔注射 0.5% 地西泮溶液 0.1ml/10g 体重，第二组小鼠腹腔注射 0.25% 戊巴比妥钠溶液 0.1ml/10g 体重，第三组腹腔注射生理盐水 0.1ml/10g 体重。

（3）给药后 15min 依次给各组小鼠腹腔注射 0.375% 尼可刹米溶液 0.1ml/10g 体重，或皮下注射 0.08 % 二甲弗林溶液 0.2ml/10g 体重制备惊厥模型。

（4）观察给予二甲弗林后 1h 内，各组动物有无阵挛、翻转、强直、死亡现象。

（5）做质反应结果分析。

【实验结果】

实验以生理盐水组为对照，观察地西泮和戊巴比妥钠对尼可刹米或回苏灵所致小鼠惊厥的拮抗作用。记录实验数据，填在表 9-9、表 9-10 中。

表 9-9　药物对尼可刹米引起的惊厥的拮抗作用

组号	体重 /g	第一次注射药物 （i.p.，0.1ml/10g 体重）	15min 后给药 （i.p.，0.1ml/10g 体重）	尼可刹米注射后各组小鼠反应			
				阵挛	翻转	强直	死亡
1		生理盐水	0.375% 尼可刹米				
2		0.5% 地西泮注射液	0.375% 尼可刹米				
3		0.25% 戊巴比妥钠	0.375% 尼可刹米				

i.p.：腹腔注射。

表 9-10　药物对二甲弗林引起的惊厥的拮抗作用

组号	体重 /g	第一次注射药物 （i.p.，0.1ml/10g 体重）	15min 后给药 （s.c.，0.2ml/10g 体重）	注射二甲弗林（回苏灵）后各组小鼠反应			
				阵挛	翻转	强直	死亡
1		生理盐水	0.08% 二甲弗林				
2		0.5% 地西泮注射液	0.08% 二甲弗林				
3		0.25% 戊巴比妥钠	0.08% 二甲弗林				

i.p.：腹腔注射；s.c.：皮下注射。

【思考题】

（1）依据实验结果，分析地西泮和戊巴比妥钠是否具有抗惊厥作用。

（2）请讲述一种动物惊厥模型的制备方法。

（3）地西泮、戊巴比妥钠两药对中枢神经系统的抑制作用机制是什么？有何不同？

（4）地西泮、戊巴比妥钠临床用途是什么？请细化其抗惊厥作用的临床用途。

（5）地西泮、戊巴比妥钠临床使用过量中毒应如何用药解救？

实验十一　盐酸氯丙嗪的镇吐作用

【实验目的】

观察盐酸氯丙嗪对盐酸阿扑吗啡催吐的拮抗作用。

【实验原理】

盐酸阿扑吗啡可兴奋延髓催吐化学感受区而产生催吐作用；盐酸氯丙嗪可阻断延髓催吐化学感受区的 D_2 受体，产生镇吐作用。

【实验对象】

犬。

【实验材料】

1. 仪器设备

注射器、天平、烧杯。

2. 试剂、药品

2.5% 盐酸氯丙嗪注射液、0.2% 盐酸阿扑吗啡溶液、生理盐水。

【实验方法与步骤】

按照图 9-15 进行实验操作。

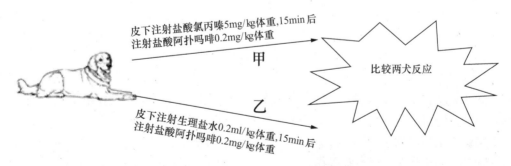

图 9-15　盐酸氯丙嗪的镇吐作用实验分组操作步骤

取犬 2 只，称重，喂给食物并观察其活动情况。然后给甲犬皮下注射盐酸氯丙嗪 5mg/kg 体重（2.5% 注射液，剂量为 0.2ml/kg 体重）；乙犬注射生理盐水 0.2ml/kg 体重。15min 后分别给两犬皮下注射盐酸阿扑吗啡 0.2mg/kg 体重（0.2% 溶液，剂量为 0.1ml/kg 体重），比较两犬反应的不同点。

【实验结果】

将实验结果记录在表 9-11 中。

表 9-11　盐酸氯丙嗪的镇吐作用结果表

犬	体重/kg	第一次给药		第二次给药	
		药物（s.c., 0.2ml/kg 体重）	犬的反应	药物（s.c., 0.2mg/kg）	犬的反应
甲		2.5% 盐酸氯丙嗪		盐酸阿扑吗啡	
乙		生理盐水		盐酸阿扑吗啡	

s.c.：皮下注射。

【注意事项】

实验完毕也应给乙犬注射盐酸氯丙嗪，以制止呕吐。

【思考题】

讨论盐酸氯丙嗪的镇吐作用机制及其临床适应证。

实验十二　盐酸氯丙嗪、盐酸普萘洛尔的抗缺氧作用

【实验目的】

观察盐酸普萘洛尔、盐酸氯丙嗪的抗缺氧作用，并分析其可能的机制。

【实验原理】

盐酸氯丙嗪有地西泮作用，且能抑制体温调节中枢，有降低氧耗作用；盐酸普萘洛尔能抑制心脏，降低心肌耗氧量。将小鼠分别给药后放入磨口瓶中，记录常压缺氧状态下不同组小鼠的存活时间，用统计学方法处理后，评价受试药物的抗缺氧作用。

【实验对象】

小白鼠，周龄和体重相近，雌雄均可。

【实验材料】

1. 仪器设备

500ml 或 250ml 广口瓶（磨口）、秒表、注射器、电子天平。

2. 试剂、药品

0.025% 盐酸氯丙嗪溶液、0.05% 盐酸异丙肾上腺素、0.5% 盐酸普萘洛尔、钠石灰、生理盐水、凡士林。

【实验方法与步骤】

按照图 9-16 流程进行实验操作。

取体重、周龄相近的小鼠 40 只，称重、编号后分成 4 组，甲组、乙组小鼠皮下注射 0.05% 盐酸异丙肾上腺素 0.4ml/10g 体重，丙组小鼠皮下注射生理盐水 0.2ml/10g 体重，丁组小鼠皮下注射 0.025% 盐酸氯丙嗪 0.2ml/10g 体重。15min 后甲组小鼠腹腔注射盐酸普萘洛尔 0.2ml/10g 体重，其余 3 组小鼠均腹腔注射生理盐水 0.2ml/10g 体重，然后将 4 组小鼠同时放入 4 个相同大小的广口瓶中（广口瓶底层事先放入 15g 钠石灰），并盖严广口瓶

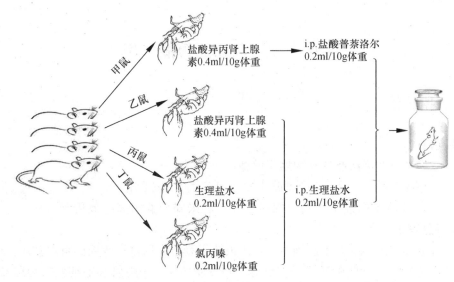

图 9-16　盐酸氯丙嗪、盐酸普萘洛尔的抗缺氧作用实验分组操作流程

（瓶口涂少量凡士林以密封）。使用秒表记录小鼠在低氧状态下的存活时间（呼吸停止时停表）。汇总全部数据，做统计学处理，分析结果。

【实验结果】

将实验结果记录于表 9-12 中。

表 9-12　小鼠在磨口瓶中（缺氧状态下）的存活时间

组别	给药剂量及途径	15min 后给药剂量及途径	编号	置入密闭容器存活时间 t/min	
				平均值	标准差
甲	盐酸异丙肾上腺素 （0.4ml/10g 体重，s.c.）	普萘洛尔 （0.2ml/10g 体重，i.p.）			
乙	盐酸异丙肾上腺素 （0.4ml/10g 体重，s.c.）	生理盐水 （0.2ml/10g 体重，i.p.）			
丙	生理盐水 （0.2ml/10g 体重，s.c.）	生理盐水 （0.2ml/10g 体重，i.p.）			
丁	盐酸氯丙嗪（0.2ml/10g 体重，s.c.）	生理盐水 （0.2ml/10g 体重，i.p.）			

i.p.：腹腔注射；s.c.：皮下注射。

【注意事项】

（1）所用广口瓶密闭不漏气，全实验室的广口瓶容量一致。

（2）钠石灰（氧化钙和氢氧化钙或氢氧化钾的混合物）吸水和二氧化碳变色后，立即更换。

【思考题】

（1）依据理论预测动物死亡次序。

（2）结合本次实验结果，分析盐酸氯丙嗪、盐酸普萘洛尔、盐酸异丙肾上腺素对氧代谢的影响及机制。

实验十三　药物的镇痛作用

一、扭体法

【实验目的】

（1）学习化学刺激法制造动物疼痛模型。

（2）观察哌替啶、罗通定的镇痛作用，分析药物作用机制。

（3）用扭体法来筛选镇痛药，探讨已知药和未知药的镇痛起效机制。

【实验原理】

任何外界的或体内的伤害性刺激（物理或化学刺激）均可导致局部组织破坏，释放各种内源性致痛因子。这些刺激因子广泛分布在皮肤各层、小血管和毛细血管旁结缔组织、腹膜脏层和壁层处的游离神经末梢（痛觉感受器），经过一系列的神经传导（上行和下行），引起疼痛。引起疼痛的内源性致痛因子一般有 3 个来源：①直接从损伤细胞中溢出，如 K^+、H^+、5-HT、组胺等。②由损伤细胞释放出有关的酶，然后在局部合成产生，如缓激肽、前列腺素等。③由伤害性感受器本身释放，如 P 物质。现有临床镇痛药按作用部位分为中枢性镇痛药及外周镇痛药，例如吗啡、哌替啶是中枢阿片受体激动药，可模拟内源性脑啡肽系统抗痛；罗通定能促进脑啡肽和内脑啡肽释放，起镇痛效应；阿司匹林则通过减少外周前列腺素合成而起镇痛效应。

在基础医学研究中，筛选镇痛药的常用致痛方法可分为物理法（热、电、机械）和化学法。动物的疼痛反应常表现出嘶叫、舔足、翘尾、蹦跳，以及皮肤、肌肉抽搐。化学法，即将某些化学物质，如强酸、强碱、钾离子、缓激肽等，涂布于动物的某些敏感部位或进行腹腔注射。

扭体法的实验原理：腹腔注射损伤物质诱发受试动物腹痛，引起动物的扭体反应（表现出特征性的躯体伸缩行为，如腹部内凹、躯干与后腿伸张、臀部抬高等）。镇痛药物可减少注射化学物质后动物的扭体潜伏期、单位时间内扭体次数和扭体发生率。扭体法敏感、简便、重复性好，是筛选镇痛药的方法之一。

【实验对象】

小白鼠（体重 20～25g）。

【实验材料】

1. 仪器设备

鼠笼、电子天平、1ml 注射器、注射针头、秒表。

2. 试剂、药品

0.2% 哌替啶溶液、0.2% 罗通定溶液、生理盐水、0.7% 冰乙酸（或 0.05% 酒石酸锑钾）溶液、苦味酸溶液。

【实验方法与步骤】

按照图 9-17 实验流程进行操作，具体步骤如下所述：

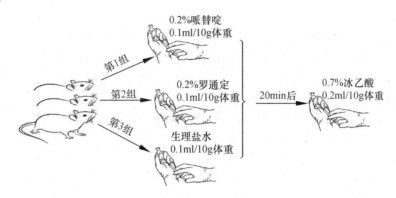

图 9-17 用扭体法观察药物的镇痛作用实验分组操作流程

1．实验动物分组

取小鼠 6 只，称重，随机分为 3 组，每组 2 只，编号。

2．给药

观察每组动物的正常活动情况，第 1 组腹腔注射 0.2% 哌替啶，第 2 组腹腔注射 0.2% 罗痛定溶液，第 3 组腹腔注射生理盐水，剂量均为 0.1ml/10g 体重。20min 后，各组小鼠分别腹腔注射 0.7% 冰乙酸（或 0.05% 酒石酸锑钾）0.2ml/10g 体重。

3．观察结果

（1）观察是否出现扭体反应，记录注射致痛剂后 20min 内各鼠的扭体次数（扭体反应的表现为腹部收缩，躯体扭曲，后肢伸展及蠕行，臀部高起等）。

（2）汇集全室实验数据，比较扭体反应次数，数据以 $x \pm s$ 表示扭体反应。发生率、组间反应发生率差异比较用卡方检验，分析其统计学意义，评价两药物的镇痛作用。

【注意事项】

（1）冰乙酸或酒石酸锑钾溶液宜新鲜配制。

（2）小鼠体重轻，扭体反应次数较低。

（3）每只实验动物均单独放置在一个笼中，避免相互影响，出现假阴性反应。

（4）保证室温（20℃为宜），避免室温过高或过低的干扰。

（5）动物的疼痛反应个体差异较大，因此确保足够的样本量以保证实验结果的可靠性（综合全室实验结果进行分析，如一个实验室 6 组同学，对应受试药物组动物数则为 12）。

【实验结果】

实验结果记录在表 9-13 中。

表 9-13 哌替啶、罗通定对冰乙酸致痛小鼠的镇痛作用观察

组别	鼠数 / 只	给药剂量及途径 （0.1ml/10g 体重，i.p.）	20min 后 i.p. 0.7% 冰乙酸的剂量	扭体反应次数 （20min 内）	扭体反应 发生率 /%
1	2	0.2% 哌替啶	0.2ml/10g 体重		
2	2	0.2% 罗通定	0.2ml/10g 体重		
3	2	生理盐水	0.2ml/10g 体重		

i.p.：腹腔注射。

【思考题】
（1）疼痛产生的机制是什么？
（2）酒石酸锑钾在实验设计中的作用是什么？疼痛造模方法有哪些？
（3）根据实验结果分析哌替啶与罗通定的镇痛作用机制及特点。
（4）简述哌替啶与罗通定的临床用途。
（5）本次实验结果是否与理论相符合？如不符合，试分析原因。

二、热板法

【实验目的】
（1）学习物理刺激法制造动物疼痛模型。
（2）观察吗啡、阿司匹林、罗通定的镇痛作用和镇痛特点，分析药物作用机制。
（3）通过热板法筛选有效镇痛药，探讨药物作用机制。

【实验原理】
正常动物接触热板（55℃）致舔后足为止这段时间为动物的痛阈值，测量给药前及给药后不同时间点的动物痛阈改变来计算痛阈提高百分率，做时效曲线，以比较不同药物体内作用特点（起效速度、维持时间）。热板法是筛选镇痛药或比较药物镇痛效价的方法之一。

【实验对象】
小白鼠（体重 18～22g，雌性）。

【实验材料】
1. 仪器设备
恒温水浴（或热板仪）、温度计、1000ml 烧杯、鼠笼、电子天平、注射器、秒表。
2. 试剂、药品
0.1% 盐酸吗啡溶液、4% 阿司匹林混悬液、0.2% 罗通定、生理盐水、苦味酸溶液。

【实验方法与步骤】
按照图 9-18 所示流程进行实验操作，具体步骤如下：

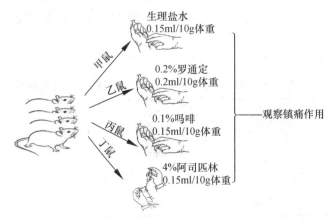

图 9-18   用热板法观察药物的镇痛作用实验分组操作流程

1. 实验动物分组

取小白鼠4只,随机分成甲、乙、丙、丁4组,标号,称重。

2. 给药前痛阈值测定

将恒温水浴锅的水(或用热板仪)调节至(55±0.5)℃。放入1000ml烧杯,将小鼠放于烧杯内(或热板上),测定各小鼠的正常痛反应,共测2次,两次间隔5min,取平均值作为给药前痛阈值(痛阈值为自小鼠接触热板起至舔后足或跳跃为止的时间)。

3. 给药

甲鼠腹腔注射生理盐水0.15ml/10g体重;乙鼠腹腔注射0.2%罗通定0.2ml/10g体重;丙鼠腹腔注射盐酸吗啡0.15ml/10g体重(即0.1%溶液,注射剂量为0.15ml/10g体重);丁鼠灌胃阿司匹林6mg/10g体重(即4%混悬液,注射剂量为0.15ml/10g体重)。

4. 观察项目

观察3种药物的镇痛作用,测量给药后15、30、45和60min时间点小鼠痛阈值,综合实验室结果,计算出平均值后按公式(9-3)算出用药后15、30、45和60min时间点痛阈值提高百分率,绘制镇痛作用时效曲线并加以比较(横坐标为时间,纵坐标为痛阈值提高百分率)。

$$痛阈值提高百分率(\%) = \frac{给药后平均痛阈值-给药前平均痛阈值}{给药前平均痛阈值} \times 100\% \quad (9\text{-}3)$$

【实验结果记录】

将实验结果记录在表9-14中。

表9-14 吗啡、阿司匹林、罗通定对小鼠痛阈值的影响

鼠号	体重/g	药物及剂量	痛阈值						
			给药前			给药后			
			1	2	平均	15min	30min	45min	60min
甲									
乙									
丙									
丁									

实验室汇总如表9-15所示。

表9-15 吗啡、阿司匹林、罗通定对小鼠痛阈值及痛阈值提高百分率的影响

小鼠分组	处理方法	学生分组	给药前痛阈值/s			给药后痛阈值/s				痛阈值提高百分率/%			
			1	2	平均	15min	30min	45min	60min	15min	30min	45min	60min
甲	i.p.生理盐水	①											
		②											
		③											
		④											
		⑤											
		平均											

续表

小鼠分组	处理方法	学生分组	给药前痛阈值 /s			给药后痛阈值 /s				痛阈值提高百分率 /%			
			1	2	平均	15min	30min	45min	60min	15min	30min	45min	60min
乙	i.p. 罗通定	①											
		②											
		③											
		④											
		⑤											
		平均											
丙	i.p. 吗啡	①											
		②											
		③											
		④											
		⑤											
		平均											

i.p.：腹腔注射。

【注意事项】

（1）小鼠选择雌性，雄性小鼠睾丸遇热敏感而易影响实验结果。

（2）给药前 2 次小鼠痛阈值平均值不应超过 30s，超过 30s 者弃之。

（3）给药后 60s 不舔足者，应迅速取出，痛阈值按 60s 计算。

（4）3 条曲线应画在同一坐标中，以便比较作用特点。

【思考题】

（1）疼痛产生的机制是什么？

（2）疼痛建模方法有哪些？热板法动物选择有何特殊要求？

（3）从作用部位、作用机制、镇痛效价、临床应用和不良反应等方面比较吗啡、罗通定、阿司匹林的区别。

（4）如何用扭体法及热板法筛选镇痛药物？

实验十四　药物的利尿作用

【实验目的】

掌握利尿实验方法，观察呋塞米的利尿作用，结合理论分析原理。

【实验原理】

利尿药是一类直接作用于肾脏，能增加电解质和水的排泄，使尿量增多的药物。临床上主要用于各种原因引起的水肿及高血压等非水肿型疾病。

血液中大部分成分通过肾小球滤过形成原尿，而约 99% 的原尿在肾小管和集合管被重吸收，因此肾小管及集合管的重吸收功能是影响终尿量的主要因素。水和 Na^+ 重吸收障碍将引发机体水钠潴留，即不同程度水肿。不同利尿药通过作用于肾小管和集合管不同部位，经由不同机制起到不同程度抑制水及电解质重吸收作用，从而产生对应药效。肾小管和集合管转运系统及 4 种利尿药作用部位、机制如图 9-19 所示。

　　呋塞米为高效利尿剂，能作用于髓襻升支粗段髓质部和皮质部的 Na^+-K^+-$2Cl^-$ 协同转运子，通过抑制该转运体功能，抑制尿液的稀释和浓缩，用药后，促进电解质和水的排出，从而发挥高效的利尿作用，呋塞米的作用部位和机制如图 9-20 所示。

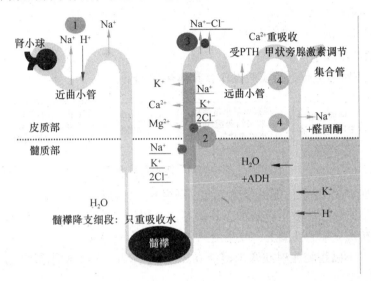

①乙酰唑胺；②呋塞米；③氢氯噻嗪；④螺内酯

图 9-19　肾小管及集合管转运系统及 4 种利尿药作用部位及机制

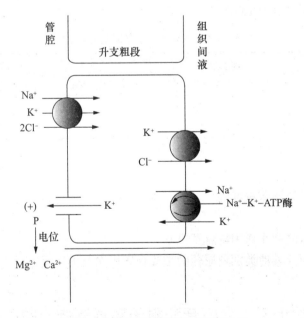

图 9-20　高效利尿药作用部位及机制

【实验对象】

　　小鼠（雄性）。

【实验材料】

1．仪器设备

鼠笼、天平、1ml 注射器、培养皿、试剂瓶、方盘、针头（6号）、铁架台、铁圈、玻璃漏斗、小烧杯。

2．试剂、药品

1% 呋塞米注射液、生理盐水。

【实验方法与步骤】

按照图 9-21 所示流程进行实验操作，具体步骤如下：

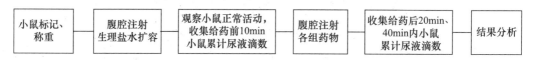

图 9-21   药物的利尿作用实验步骤图

（1）取雄性小鼠 12 只，随机分成 2 组，每组 6 只，标记，称重。

（2）每只小鼠腹腔注射生理盐水 2ml 扩容，分别放入玻璃漏斗内，用培养皿盖上，将玻璃漏斗固定在铁支架的铁圈上，收集给药前 10min 内尿量。

（3）第 1 组小鼠腹腔注射呋塞米溶液 0.2ml/10g 体重，第 2 组小鼠腹腔注射生理盐水 0.2ml/10g 体重。

（4）分别收集给药后 20min 和 40min 尿量（累计滴数），比较两组小鼠尿量有何不同。

【实验结果】

将实验结果记录在表 9-16 中。

表 9-16   呋塞米对小鼠尿量的影响

组号	性别	药物	给药途径及剂量 (i.p.，0.2ml/10g 体重)	尿量（滴数）		
				给药前 10min	给药后 20min	给药后 40min
1	♂	呋塞米				
2	♂	生理盐水				

i.p.：腹腔注射。

【注意事项】

雄性小鼠实验结果比雌鼠准确。

【思考题】

（1）简述呋塞米的利尿作用特点及机制。

（2）高效利尿药及其他类别利尿药的主要临床用途及不良反应。

实验十五   强心苷和附子对离体蛙心的作用

【实验目的】

（1）学习离体蛙心灌流方法。

（2）观察低钙对心脏活动的影响。

（3）观察强心苷、生附子和熟附子对离体心脏的作用。

【实验原理】

蟾蜍心脏离体后，用理化特性近似于血浆的任氏液灌流，在一定时间内，可保持节律性收缩和舒张。改变任氏液的组成成分，心脏跳动的频率和幅度会随之发生改变。

强心苷能抑制心肌细胞膜上的 Na^+-K^+-ATP 酶，促进 Na^+-Ca^{2+} 交换，进而促进以钠释钙，使蛙心收缩力增强。Ca^{2+} 可协同强心苷的强心作用。

附子有强心作用，对心脏也有毒性，炮制后可减轻心脏毒性。附子经炮制后，毒性成分乌头碱水解为乌头原碱，毒性大减，而强心成分（如消旋去甲乌药碱、去甲鹿尾草碱、氯化甲基多巴胺）虽经煎煮、炮制，但活性成分没有被破坏，有明显的强心作用。

【实验对象】

蛙（或蟾蜍）。

【实验材料】

1. 仪器设备

蛙板、图钉、探针、粗剪、手术剪、眼科镊、铁架台、双凹夹、试管夹、滴管、棉线、棉花、斯氏蛙心插管、蛙心夹、张力换能器、BL-420 生物信号采集系统。

2. 试剂、药品

任氏液，低钙任氏液（含 $CaCl_2$ 为任氏液的 1/10，其余成分不变），5% 洋地黄溶液或 1% 毒毛花苷 K，2% $CaCl_2$，10% 生附子煎液，50% 熟附子煎液。

【实验方法与步骤】

1. 手术

取蛙（或蟾蜍）1 只，用探针破坏脑和脊髓，仰位固定于蛙板上。剪去胸部皮肤和胸骨，充分暴露心脏（图 9-22）。剪开心包膜，在左、右主动脉下穿 2 根线备用，用眼科剪在左主动脉上靠近动脉圆锥处剪一个 V 形斜口，将盛有少量任氏液的蛙心套管插入主动脉，通过主动脉球进入心室，将管内带血的任氏液吸出，换液洗净余血，管内液面将随心

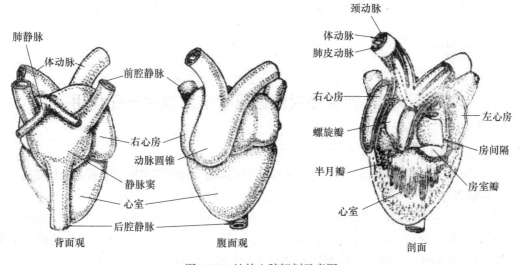

图 9-22 蛙的心脏解剖示意图

室搏动而上下移动。结扎左、右主动脉，并固定在套管侧钩上，剪断左、右主动脉，轻提心脏，在静脉窦下方结扎其余血管（切勿将静脉窦扎住），剪断，使心脏离体。

2．连接实验装置

将蛙心套管固定在铁架台上，用蛙心夹夹住心尖，通过张力传感器连接计算机，开机进入记录程序。

3．给药

先描记一段正常心脏收缩曲线，依次用 1ml 注射器向麦氏浴槽内注入不同药物。

（1）换低钙任氏液，待变化明显时，加入 5% 洋地黄 0.2ml，观察变化，当作用明显时，再向套管内加入 1% $CaCl_2$ 2～3 滴，观察变化。

（2）换正常任氏液，描记一段正常心脏收缩曲线后；换低钙任氏液，待变化明显时，加 1 滴 50% 熟附子煎液，观察变化，当作用明显时，再向套管内加入 1% $CaCl_2$ 2～3 滴，观察变化。

（3）换正常任氏液，描记一段正常心脏收缩曲线后；换低钙任氏液，待变化明显时，加 1 滴 10% 生附子煎液，观察变化，与步骤（2）结果进行比较。

【实验结果】

记录整个实验过程中蛙心的收缩、舒张情况，绘图。

【注意事项】

（1）每次换液时，插管内的液面均应保持一定高度。

（2）实验中的给药量是按麦氏浴槽中放有 20ml 任氏液计算，如任氏液容量变动，则加入的药量需相应调整。

（3）随时滴加任氏液于心脏表面，使之保持湿润。

（4）本实验用蛙心较好，蟾蜍因皮下腺内有强心苷样物质，故其心脏对强心苷不敏感。

【思考题】

（1）各药对离体蛙心有什么作用？为什么？

（2）强心苷类和熟附子的强心作用机制分别是什么？

（3）钙离子对强心苷作用有何影响？如果选用无钙任氏液建立心力衰竭模型，药物作用是否明显？为什么？

（4）理解强心苷类临床用途及其主要不良反应。

实验十六　四逆汤对低血压状态大鼠的升压作用

【实验目的】

观察四逆汤对麻醉大鼠低血压状态的强心升压作用，解析四逆汤回阳救逆的作用机制。

【实验原理】

四逆汤是回阳救逆的代表性中药方剂。四逆汤可加强心肌收缩幅度，使心率减慢，可使颈动脉收缩压升高，脉压差增大，临床上主治四肢厥冷、脉微欲绝等亡阳厥逆证。本实验以麻醉大鼠的低血压状态为模型，观察四逆汤的强心升压作用。

【实验对象】

大鼠（雌雄各半，250～300g）。

【实验材料】

1. 仪器设备

手术剪、眼科镊、眼科剪、止血钳、PE50聚乙烯管、玻璃气管插管、二道生理记录仪。

2. 试剂、药品

生理盐水、50mg/ml肝素钠、0.25mg/ml乌拉坦。四逆汤水煎液（每毫升含2g生药）的制作方法：称取附子9g，干姜9g，甘草12g，加蒸馏水，煮沸15min，取上清液，加水后再煮15min，合并滤液，滤液浓缩、过滤即成。

【实验方法与步骤】

取大鼠，用乌拉坦以100mg/100g体重腹腔注射麻醉，背位固定，做气管分离和气管插管。分离一侧颈总动脉，插入动脉导管，以三通活塞连接二道生理记录仪上的压力传感器。一侧股动脉插入一根PE50聚乙烯管用于放血。给药前后作肢体Ⅱ导联心电图描记。腹部手术，在幽门下找出十二指肠，将聚乙烯管插入肠管中，并固定作为给药通道。适应约15min后进行肠道给药，剂量为每100g体重5g生药，观察血压的变化。

【实验结果】

观察大鼠颈动脉收缩压、脉压差、QRS和心率等指标，记录在表9-17中。

表9-17 四逆汤对麻醉大鼠血压状态的作用（$\overline{X} \pm SD$）

颈动脉收缩压/kPa	脉压差/kPa	QRS/mV	心率/（次/分）
给药前			
给药后			
给药前后差			

【注意事项】

（1）大鼠实验前需禁食24h，否则食物会影响药物的吸收。

（2）大鼠不宜过小，体重不低于250g。

（3）股动脉放血的速度不宜过快，如血压低于6.67kPa，可由股静脉缓慢回输少量血液；如血压降至6.67kPa，由于自身调节作用，血压可能会代偿性升高。此时从股动脉放出少量的血液，使血压稳定在6.67kPa左右。

（4）血压不宜降得过低，否则易引起大鼠失血性休克并死亡。

【思考题】

四逆汤为何能回阳救逆？请结合实验试述其作用机制。

实验十七 生大黄、大承气汤对小白鼠肠运动的影响

【实验目的】

了解大承气汤全方和单味大黄对小白鼠肠管运动的影响及药效作用。

【实验原理】

大承气汤属寒下剂，方用大黄配伍芒硝。单味中药大黄在肠道细菌产生的酶作用下分解产生大黄酸蒽酮，大黄酸蒽酮可刺激大肠黏膜，产生刺激性泻下作用；另外，大黄还可抑制肠道细胞膜上钠泵，使肠腔渗透压升高，保留水分，促进泻下。芒硝主要含 $Na_2SO_4 \cdot 10H_2O$，可起到容积性泻下作用。两药合用，能刺激肠蠕动加速，使得肠腔内水分量增加，加快肠内容物向远端的推进速度，引起协同泻下作用。本实验采用炭末法，利用黑色墨水作为指示剂，观察给药后墨水在肠道推进距离、肠容量的变化，比较大承气汤全方与单味中药大黄对肠运动的影响，并结合理论分析其现代药理学作用机制。

【实验对象】

小白鼠。年龄、体重相似，雌雄不限。

【实验材料】

1. 仪器设备

手术剪、眼科镊、直尺、小鼠灌胃针头、1ml 注射器、烧杯、天平、蛙板。

2. 试剂、药品

将碳素墨水和纯净水按 1：1 配成溶剂，煎制 50% 碳素墨水大承气汤水煎液（大承气泡组）和 50% 碳素墨水单味大黄水煎液（单味大黄组），试剂溶液浓度均为 1g/ml。再将碳素墨水和生理盐水按 1：1 配制成 50% 碳素墨水生理盐水溶液（生理盐水组）。以苦味酸液作为小鼠编号标记染料。

【实验方法与步骤】

按照图 9-23 流程进行实验操作。取禁食 20～24h 的 15 只小白鼠，随机平均分为 3 组，用苦味酸标记。分别用上述 3 种含墨汁溶液，给每只小鼠灌胃，剂量均为 0.7ml。给药 30min 后，用颈椎脱臼法处死小鼠，打开腹腔分离肠系膜，剪取上端至幽门，下端至肛门的肠管，置于蛙板上。轻轻将肠管拉成直线，测量肠管长度，作为肠管总长度；测量从幽门至墨汁前沿的距离，作为墨汁在肠内的推进距离。

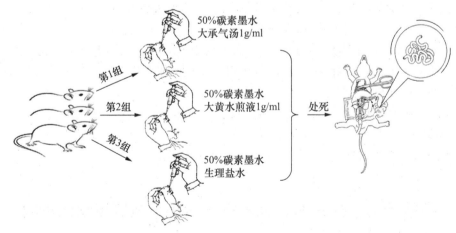

图 9-23　生大黄、大承气汤对小白鼠肠运动的影响实验分组操作流程

计算各组 5 只小鼠测量指标的平均值，用公式（9-7）计算墨汁推进百分率。测量时注意观察各组肠管容积是否增大、重量是否改变。

$$墨汁推进率 = \frac{墨汁在肠内推进距离（cm）}{肠管全长（cm）} \times 100\% \tag{9-7}$$

【实验结果】

用测得的各组小鼠肠管长度、墨汁推进距离计算平均值和组间标准差。用公式（9-7）计算墨汁推进率。3 组数据均以 $\bar{X} \pm SD$ 的形式记录在表 9-18 中，肠容积增大和重量情况所得数值填入表 9-18 中。

表 9-18　大承气汤、单味大黄对小白鼠小肠运动的影响

组别	肠管总长度 /cm	墨汁推进距离 /cm	墨汁推进率 /cm	肠容积增大和重量情况观察
大承气汤组				
单味大黄组				
生理盐水组				

【注意事项】

（1）小鼠标记要清楚。

（2）记录灌药起止时间要准确。按标准流程操作，勿插入气管，勿引起食道瘘。

（3）处死动物时间应准确、同一。剖腹时动作要轻，不要把肠管剪断。

【思考题】

（1）生大黄、大承气汤对小白鼠肠运动的影响分别是什么？有何区别？

（2）大承气汤峻下热结的作用机制是什么？

（3）结合文献资料分析大承气汤用芒硝、枳实、厚朴与大黄配伍的效果和原因。

实验十八　药酶诱导剂、药酶抑制剂及肝功能对戊巴比妥钠催眠作用的影响

【实验目的】

以戊巴比妥钠催眠时间作为肝药酶体内活性指标，观察药酶诱导剂（苯巴比妥钠）、药酶抑制剂（氯霉素）和肝功能对戊巴比妥钠催眠时间的影响，验证药物代谢对药物作用的影响。

【实验原理】

苯巴比妥钠可诱导肝药酶的活性，可使戊巴比妥钠在肝微粒体的氧化代谢加速，使其药物浓度降低，导致戊巴比妥钠药理作用减弱，即催眠潜伏期延长，催眠时间缩短；而氯霉素则相反，该药能抑制肝药酶活性，导致戊巴比妥钠药理作用增强，即催眠潜伏期缩短，催眠时间延长。

四氯化碳可使肝细胞坏死，造成肝功能损害，可用于复制中毒性肝炎的动物模型，以观察肝功能状态对药物作用的影响。戊巴比妥钠主要经肝脏代谢而消除，当肝功能状态不同时，其消除的快慢也不同。肝功能状态可以明显改变戊巴比妥钠的作用时间。

【实验对象】

小鼠（18～22g）。

【实验材料】

1. 仪器设备

1ml 注射器、小鼠灌胃管、架盘药物天平、秒表、鼠盒、小烧杯、手术剪、小镊子。

2. 试剂、药品

生理盐水、0.75% 苯巴比妥钠、0.5% 氯霉素、0.5% 戊巴比妥钠、10% 四氯化碳溶液。0.5% 氯霉素溶液配制方法：以干燥注射器吸取氯霉素注射液（0.5g/2ml）1ml，加入 24ml 蒸馏水中，边加边振摇，充分混匀后即成。若稀释液有结晶析出，可在水浴中温热溶解后使用。

【实验方法与步骤】

（1）实验前 48h 取小鼠 6 只，随机平均分为对照组（甲组）、药酶抑制组（乙组）和药酶诱导组（丙组）。甲组及乙组均腹腔注射生理盐水，其剂量为 10ml/kg 体重，丙组腹腔注射苯巴比妥钠，其剂量为 75mg/kg 体重。小鼠给药均为每日 1 次。

（2）急性肝功能损害模型鼠的建立。实验前 24h 取体重相近的正常小鼠 2 只，用 10% 四氯化碳油剂按照 0.2ml/10g 体重的剂量皮下注射建模，设为丁组。

（3）实验前 0.5h 对乙组小鼠腹腔注射 0.5% 氯霉素，剂量为 10ml/kg 体重（即 50mg/kg 体重），对其余 3 组小鼠腹腔注射生理盐水，作为对照。

（4）对甲、乙、丙、丁组小鼠分别腹腔注射 0.5% 戊巴比妥钠，剂量为 10ml/kg 体重（即 50mg/kg 体重）。

（5）观察小鼠反应。记录各组小鼠腹腔注射戊巴比妥钠时间以及翻正反射消失及恢复时间。计算戊巴比妥钠催眠潜伏期（从腹腔注射药物到翻正反射消失的间隔时间）和催眠时间（从翻正反射消失到翻正反射恢复的间隔时间）。

【实验结果】

将各组数据填入表 9-19 中。

表 9-19　四氯化碳对小鼠硫喷妥钠作用的影响

组别	动物编号	体重/g	第一次给药	第二次给药（50mg/kg 戊巴比妥，i.p.）					
				剂量/ml	给药时间	起效时间	苏醒时间	潜伏期	持续期
甲	1		10ml/kg N.S, Qd×2, i.p.						
	2								
乙	3		50mg/kg 氯霉素术前 0.5h, i.p.						
	4								
丙	5		75mg/kg 苯巴比妥钠 Qd×2, i.p.						
	6								
丁	7		10% 四氯化碳 0.2ml/10g, s.c.						
	8								

i.p.：腹腔注射；s.p.：皮下注射；NS：生理盐水；Qd：每天一次。

【注意事项】

（1）吸取氯霉素注射液的注射器应预先干燥，否则氯霉素可能在注射器中析出结晶，造成注射器针头堵塞。

（2）在本实验过程中，室温不宜低于 20℃。若室温较低，影响动物的体温，会导致戊巴比妥钠代谢缓慢，使动物不易苏醒。

【思考题】

（1）试从理论角度解释苯巴比妥钠和氯霉素对戊巴比妥钠催眠时间的影响。

（2）试讨论药酶诱导剂及药酶抑制剂与其他药物合用时将会产生的药物相互作用，以及临床应注意的问题。

参 考 文 献

[1] 朱坤杰，李涛. 医学机能实验学 [M]. 2 版. 北京：科学出版社，2020.

[2] 王建枝，钱睿哲. 病理生理学 [M]. 9 版. 北京：人民卫生出版社，2018.

[3] 金春华. 机能实验学 [M]. 北京：科学出版社，2019.

[4] 严杰，刘慧萍. 医学机能学实验教程 [M]. 北京：中国中医药出版社，2013.

[5] 杨芳炬，王玉芳. 机能实验学 [M]. 3 版. 北京：高等教育出版社，2016.

[6] 秦川，魏泓. 实验动物学 [M]. 2 版. 北京：人民卫生出版社，2015.

[7] 贺争鸣，李根平，李冠民，等. 实验动物福利与动物实验科学 [M]. 北京：科学出版社，2011.

[8] 贺石林，王键，王净净. 中医科研设计与统计学 [M]. 长沙：湖南科学技术出版社，2011.

[9] 杨芳炬，王玉芳. 机能实验学 [M]. 北京：高等教育出版社，2016.

[10] 徐淑云. 药理实验方法学 [M]. 3 版. 北京：人民卫生出版社，2002.

[11] 秦川，魏泓. 实验动物学 [M]. 北京：人民卫生出版社，2015.

[12] J 西尔弗曼，M A 苏科，S 黔西. 实验动物管理与使用委员会工作手册 [M]. 2 版. 贺争鸣，李根平，译. 北京：科学出版社，2013.

[13] 李厚达. 实验动物学 [M]. 北京：中国农业出版社，2002.

[14] 美国实验动物饲养管理和使用指南修订委员会. 实验动物饲养管理和使用指南 [M]. 8 版. 王建飞，周艳，刘吉宏，等译. 上海：上海科学技术出版社，2012.

[15] 杨斐，胡樱. 实验动物学基础与技术 [M]. 上海：复旦大学出版社，2019.

[16] 孟子. 孟子全鉴 [M]. 2 版. 北京：中国纺织出版社，2014.

[17] 秦川. 医学实验动物学 [M]. 2 版. 北京：人民卫生出版社，2015.

[18] 高宏，邓巍. 动物实验操作技术手册 [M]. 北京：科学出版社，2019.

[19] 杜力军，赵玉男. 实验动物与实验动物模型 [M]. 北京：中国医药科技出版社，2012.

[20] 徐国成，韩秋生，罗英杰. 外科手术学基本技术及技巧 [M]. 沈阳：辽宁科学技术出版社，2010.

[21] 胡还忠. 医学机能学实验教程 [M]. 北京：科学出版社，2001.

[22] 李国彰. 生理学实验教程 [M]. 北京：人民卫生出版社，2005.

[23] 施建蓉，赵铁建. 生理学 [M]. 10 版. 北京：中国中医药出版社，2016.

[24] 王庭槐. 生理学 [M]. 9 版. 北京：人民卫生出版社，2018.

[25] 万学红，卢雪峰. 诊断学 [M]. 9 版. 北京：人民卫生出版社，2018.

[26] 朱大年，王庭槐. 生理学 [M]. 8 版. 北京：人民卫生出版社，2013.

[27] 赵继敏，江亚南，刘康栋，等. 家兔失血性休克的实验教学探讨 [J]. 基础医学教育，2017，13（3）：202-204.

[28] 李曙，洪云，吴超. 急性肺水肿实验课创新性探讨 [J]. 齐齐哈尔医学院学报，2018，39（2）：223-224.

[29] 马殿伟，谢学军，李晓微. 缺氧实验模型研究进展 [J]. 医学综述，2007，13（23）：1795-1798.

[30] 杨宝峰，陈建国. 药理学 [M]. 北京：人民卫生出版社，2018.

[31] 陈奇. 中药药理研究方法学 [M]. 3 版. 北京：人民卫生出版社，2011.

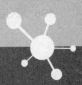

附表 1　学生实验报告模板

姓名：	班级：	学号：

小组成员：

实验题目

一、实验目的

二、实验对象

三、实验器械与试剂

四、实验方法与步骤

五、实验结果

六、实验结果分析与讨论

七、实验结论

教师点评：

日　　期：

附表2　学生实验报告范本

姓名：×××　　　　　　　班级：××× 　　　　　　　　　学号：×××

小组成员：×××　×××　×××　×××　×××

实验题目：人体ABO血型鉴定

一、实验目的

1. 学会用标准血清鉴定ABO血型的方法。
2. 观察红细胞凝集现象。
3. 理解血型分型的依据及血型鉴定在输血中的意义。

二、实验对象

人。

三、实验器械与试剂

1. 实验器械：双凹载玻片、采血针、棉签、消毒牙签、棉球、记号笔。
2. 实验试剂：人类标准抗A和抗B型定型试剂、75%乙醇、生理盐水、碘酊。

四、实验方法与步骤

1. 标记：取一载玻片，用记号笔在玻片上一分为二画好记号，标记A端和B端。
2. 加抗体：分别将标准抗A试剂、抗B试剂滴于A端和B端。
3. 采血：棉签蘸碘酊消毒左手无名指指端，用75%乙醇对消毒部位脱碘，用75%乙醇消毒采血针，刺破皮肤，挤出血液，用消毒牙签采血。
4. 混合：分别与玻片两端的标准试剂混合，注意不要交叉，搅匀。
5. 静置：静置10min。
6. 观察：观察是否发生凝集反应。

五、实验结果

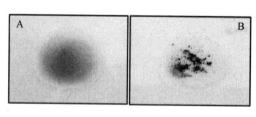

A端不凝集，B端凝集

六、实验结果分析与讨论

　　血型即红细胞膜上特异抗原的类型，分为A、B、AB和O型。对于A型血，红细胞膜上是A抗原，血浆中含有B抗体；B型血的红细胞膜上有B抗原，血浆中含有A抗体；AB型血的红细胞膜上有A抗原和B抗原，血浆中没有抗体；O型血的红细胞膜上没有抗原，血浆中有A抗体和B抗体。当同种抗原抗体聚在一起时就会发生凝集反应。

　　正常情况下，红细胞是均质状态，凝集反应后，周围的血清很透亮，本次实验结果显示，A端无凝集，提示本样本红细胞上不含A抗原；B端有凝集，提示本样本红细胞上含有B抗原，综上所述，本样本红细胞上只含有B抗原而不含A抗原，血型为B型。

　　临床上输入异型血，会产生凝集反应，表现为红细胞的破裂，血红蛋白溢出，也就是通常说的溶血，红细胞的主要生理功能是携带氧气，运输氧气到相应的组织、细胞，溶血后红细胞丧失携带氧的能力，导致全身的组织、细胞缺氧、变性、坏死，从而导致多个器官功能的衰竭和死亡。

续表

七、实验结论

　　本次实验结果表明，血型为 B 型。

教师点评：×××

日　　期：×××

附表 3　动物实验福利伦理审查申请表范本

动物实验福利伦理审查申请表

申请时间：　年　月　日				批准编号：	
一、申请者基本情况					
项目名称					
任务来源			资助类别	□ 1. 纵向　□ 2. 横向	
资助等级	□ 1. 国家级　□ 2. 省部级　□ 3. 厅局级　□ 4. 其他				
实验种类	□ 1. 医学研究　□ 2. 药物疫苗类　□ 3. 生物类 □ 4. 农业研究　□ 5. 健康食品　□ 6. 其他				
申请单位	湖南中医药大学				
项目负责人		电话：		E-mail：	
联系人		电话：		E-mail：	
申请目的	□初次申请　□延长　□修改原申请（原批准号：　　　　）				
合作单位					
合作者					
二、所需实验动物					
品种：CBA/J（　）、BALB/c 及 DBA/2（　）		级别：		年龄：	
体重：		雌（只）：		雄（只）：	
来源	□ 1. 实验动物中心统一采购： □ 2. 国内其他正规饲养繁殖单位： □ 3. 国外引进：				
饲养场地	□实验动物中心　□自己实验室　□其他				

三、以非专业语言简述本研究的目的及对人类、动物或科学的贡献

四、请以实验动物 3R 原则为考虑重点，说明进行动物实验的必要性，包括非动物模型不合适性及选择该动物品种的理由

A. 使用动物的理由

□ 1. 一些生物学过程和机制不能在体外研究

□ 2. 已进行体外实验，现需进行体内实验

□ 3. 体外实验需要动物组织

□ 4. 其他，请具体说明：

B. 使用某品种动物的理由

□ 1. 该品种的生理学、解剖学、身体大小等特点最适于本研究

□ 2. 该品种是本实验公认的理想动物模型

□ 3. 利用该品种已获得大量的相关数据，本研究将进一步扩展该品种相关数据

□ 4. 从其他品种动物扩展相关数据到该品种

□ 5. 其他，请具体说明：

C. 请说明使用动物数量的充分理由

五、描述动物实验的设计

1．具体说明所选物质的给药方案

药名	给药剂量和频率	给药途径	给药部位	备注

2．说明动物固定的必要性以及动物固定的方法（包括设备和药物）

3．标本采集方案

采集的组织或液体	采集方法	数量或体积	采集频率	持续时间或最大采集数量

4．动物标识

□染色　　　　　　　　□耳标　　　　　　　　□芯片
□缠绷带　　　　　　　□纹身　　　　　　　　□剪趾
□插笼卡　　　　　　　□剪耳　　　　　　　　□其他（请说明）

六、描述手术过程，使审查者知道本实验将做什么，怎样做

是否在同一动物上进行多个操作	□否 □是，具体说明：

七、导致疼痛的分类

□ A. 无疼痛
□ B. 一般性疼痛
□ C. 轻微疼痛
□ D. 有疼痛，但能够解除
□ E. 不能缓解的疼痛

八、麻醉、镇痛

药物名称	给药剂量和频率	给药途径	维持时间

续表

九、人道主义结束动物生命

A. 安乐死

□ 1. 迅速断头

□ 2. 头颈部迅速脱臼（＜1kg）

□ 3. 在全身麻醉下放血（适合猫、反刍动物、马、猪等）

□ 4. 过量吸入麻醉剂（氟烷、异氟醚、甲氧氟烷等）

□ 5. 腹腔注射安乐死药剂

□ 6. 静脉注射安乐死药剂

□ 7. 二氧化碳或二氧化碳/氧气混合气体

□ 8. 其他，请具体说明

B. 剩余动物的最终处理

□ 1. 对动物实施安乐死

□ 2. 返回生产/育种单位

□ 3. 用作其他研究

□ 4. 动物饲养在动物中心，直到其自然死亡

□ 5. 其他，具体说明：

C. 动物尸体、组织或体液的最终处理

□ 1. 制作标本

□ 2. 袋装后冷冻，由学校实验动物中心作无公害化处理

□ 3. 其他，具体说明

十、有害（毒）物质的使用（应得到安全委员会的批准）

	是	否	使用物品的名称
1. 放射性同位素	□	□	
2. 生物物品	□	□	
3. 有毒化学品、药品	□	□	
4. 重组 DNA	□	□	
5. 其他	□	□	

十一、实验动物从业人员岗前培训

实验动物从业人员

是否通过岗前培训

十二、承诺

项目负责人承诺书

我承诺该申请使用表的内容准确无误。

我同意遵守中华人民共和国国家科学技术委员会制定的《实验动物管理条例》、科学技术部发布的《关于善待实验动物的指导性意见》、湖南省人民政府发布的《湖南省实验动物管理办法》。

我承诺包括我自己在内的该申请使用表中提及的与实验动物有接触的人员，参加大学实验动物中心要求的相关培训，掌握了申请使用表中涉及的动物实验方法，都有能力完成动物实验，并且深知使用这些活体动物及动物组织所存在的风险。

我清楚作为该项目的负责人，有责任承诺本课题组所有成员在本研究工作中均会遵循人道主义原则，确保实验动物的福利伦理，并严格遵守大学实验动物中心的相关规章制度。

项目负责人签字：　　　　　　　　　　　　　　　　　　　　　动物实验负责人签字：

　　　　　　　　　　　　　　　　　　　　　　　　　　　　　日期：　年 月 日

十三、审核意见

　　　　　　　　　　　　　　　　　　　　　　　　　　　　　主审委员签字：

　　　　　　　　　　　　　　　　　　　　　　　　　　　　　日期：　年 月 日